Die 12 Zutaten der Ernährung

Entwürfe für die Zukunft – Band 8

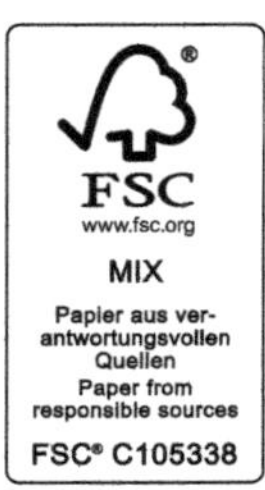

Kontakt: www.HarryEilenstein.de
Harry.Eilenstein@web.de
Harry Eilenstein bei youtube

Verlag: BoD · Books on Demand GmbH, Überseering 33, 22297 Hamburg, bod@bod.de
Druck: Libri Plureos GmbH, Friedensallee 273, 22763 Hamburg

ISBN: 978-3-8192-0818-8

Inhaltsübersicht

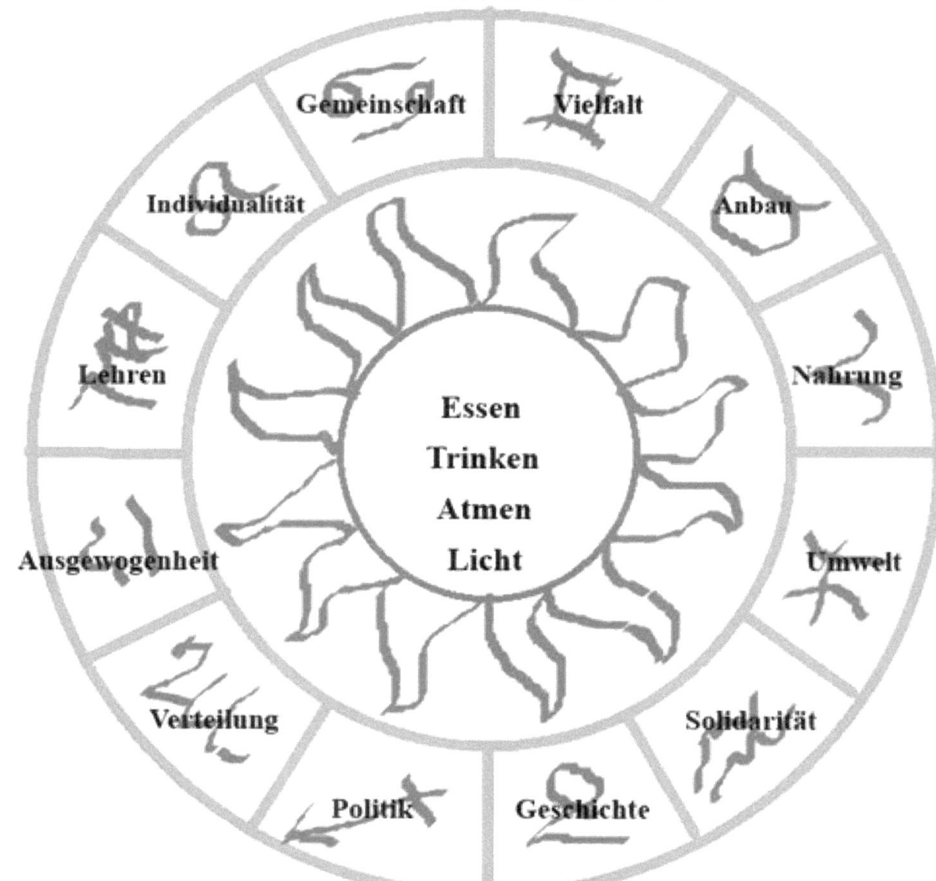

Warum 12?

Alle Bücher dieser Reihe haben genau 12 Kapitel – was sich ja auch in den Titeln dieser Bücher widerspiegelt. Warum?

In diesen Büchern wird der Tierkreis als Matrix von 12 verschiedenen Sichtweisen auf die Welt verwendet, um das Thema des Buches möglichst umfassend in 12 Kapiteln zu betrachten. Dadurch wird eine ausgewogenere, umfassendere und tiefere Einsicht in das jeweilige Thema erlangt als es ohne ein solches Raster, ohne eine solche Matrix möglich wäre.

Der Tierkreis wird in dieser Buch-Reihe als Forschungs-Hilfsmittel benutzt, durch das die Einseitigkeiten in der Betrachtung zumindest vermindert werden können. Weiter-hin werden durch dieses Vorgehen diese 12 Sichtweisen auch als Ergänzungen zueinander, als organische Teile eines Ganzen deutlich.

Die Inspiration zu diesem Vorgehen stammt aus Hermann Hesses Roman „Das Glasperlenspiel", für das er 1946 den Literatur-Nobelpreis erhielt. In diesem Roman beschreibt er die öffentlichen Darstellungen von Übersichten und Gesamtbetrach-tungen, die mithilfe von verschiedenen allgemeinen Strukturen wie z.B. dem Ba Gua aus dem chinesischen Feng-Shui angefertigt und aufgeführt werden.

Diese Buch-Reihe ist ein Versuch, Hesse's Idee im ganz Kleinen konkret zu ver-wirk-lichen.

Die Blickwinkel der 12 Tierkreiszeichen sind:

♈	Widder:	Spontaner
♉	Stier:	Genießer
♊	Zwilling:	Neugieriger
♋	Krebs:	Familienmensch
♌	Löwe:	Egozentriker
♍	Jungfrau:	Handwerker
♎	Waage:	Schöngeist
♏	Skorpion:	Tiefgründiger
♐	Schütze:	Idealist
♑	Steinbock:	Realist
♒	Wassermann:	Theoretiker
♓	Fische:	Träumer

1. Nahrung

♈

Essen, Trinken, Atmen und Licht sind notwendig, um leben zu können. In einer natürlichen, nicht von Menschen übervölkerten Umwelt ist das alles meistens in ausreichendem Maße vorhanden. Allerdings hat es auch schon immer Hungersnöte und Dürren gegeben.

Licht bekommen die meisten Menschen heute noch einigermaßen genug, wenn sie nicht den ganzen Tag in einem Büro oder in einer Fabrik sind.

Luft ist genügend da – und seit den 1974 erlassenen Gesetzen zur Abgasfilterung hat sich die Luftqualität auch nach und nach wieder deutlich verbessert und man kann die Luft auch in Industrievierteln wieder ohne Mühe atmen und sie verursacht auch keinen Pseudo-Krupp-Husten mehr.

Wasser ist in vielen Gebieten auf der Erde bereits sehr kostbar geworden, weil dort ein großer Wassermangel herrscht. Durch die Klimaerwärmung droht auch in den bisher regenreichen Gebieten eine Wasserknappheit. Die beiden Hauptverbraucher an Wasser sind die Industrie und die Landwirtschaft. Die Wasserqualität hat sich in Deutschland seit den ersten Wasserschutzgesetzen, die 1971 erlassen wurden, wieder verbessert.

1969 war der Rhein komplett tot – sein Wasser war ein hochgiftiges Chemikalien-Cocktail, mit dem man besser nicht in Berührung kam. Es war damals ein beliebtes Schulexperiment, mithilfe von Rheinwasser Foto-Negative zu entwickeln – was leider mühelos gelang. Heute ist der Rhein wieder voller Algen, Fischen und Krebsen.

Essen ist an manchen Orten auf dieser Erde in Fülle und Vielfalt vorhanden, an anderen Orten ist es sehr knapp.

Essen, Trinken, Atmen und Licht sind notwendig, da wir dadurch die Substanzen aufnehmen, aus denen wir unseren Leib aufbauen und ihn mit Energie versorgen. Kein Essen – kein Leben.

Das gilt für auch für alle Tiere und Pilze. Lediglich die Pflanzen stellen ihre Substanz aus Luft (vor allem CO_2), Wasser und einigen Mineralien aus der Erde her. Daher sind die Pflanzen die Nahrungsquelle für die Tiere und Pilze – sofern sich diese nicht gegenseitig fressen. Doch die primäre Nahrung sind die Pflanzen. Fleisch und Pilze sind sekundäre Nahrung, da sie sich von den Pflanzen ernähren.

<u>Die Nahrungs-Kette</u>

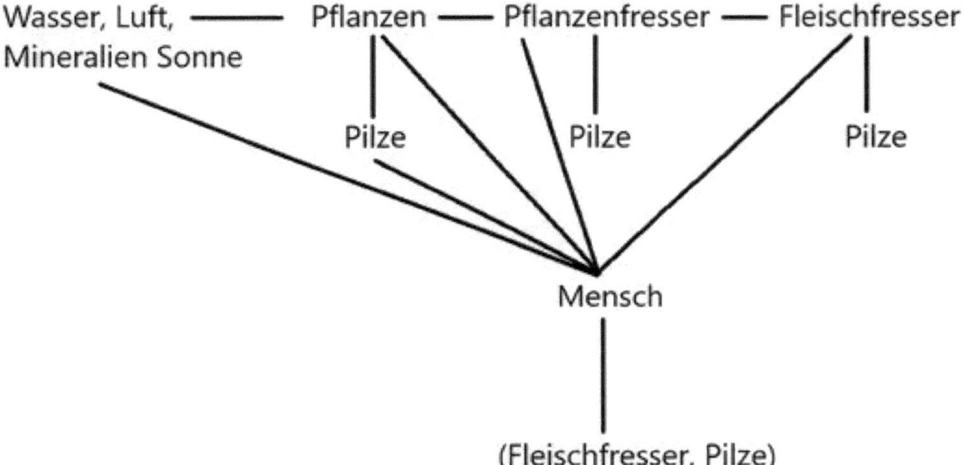

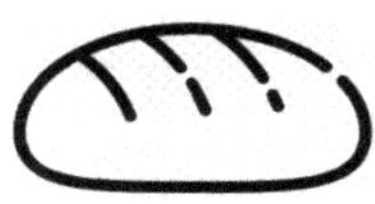

Gemurmel dröhnt drohend wie Trommelklang,
bald stürzt eine ganze Armee
die Treppe hinauf und die Flure entlang,
dort steht das kalte Buffet.

Zunächst regiert noch die Hinterlist,
doch bald schon brutale Gewalt,
da spießt man, was aufzuspießen ist,
die Faust um die Gabel geballt.

Mit feurigem Blick und mit Schaum vor dem Mund
kämpft jeder für sich allein
und schiebt sich in seinen gefräßigen Schlund,
was immer hineinpasst, hinein.

Bei der heißen Schlacht am kalten Buffet,
da zählt der Mann noch als Mann!
Und Auge um Auge, Aspik um Gelee,
hier zeigt sich, wer kämpfen kann, hurra!
Hier zeigt sich, wer kämpfen kann!

Reinhard Mey: „Die heiße Schlacht am Kalten Buffet" (Anfang)

2. Anbau

Auf mehr als einem Drittel der bewohnbaren Fläche der Erde wird Landwirtschaft betrieben. Sie hat daher einen großen Einfluss auf viele wichtige Prozesse auf der Erde:

- Sie ist der Grund für 80% der Rodung der Wälder,
- für sie werden 70% des verfügbaren Wassers verwendet,
- sie ist für 70% des Artensterbens verantwortlich und
- sie trägt zu einem großen Teil zur Klimaerwärmung bei.

Da 1. die Wälder den Sauerstoff produzieren, den wir zum Atmen brauchen, 2. das Wasser immer knapper wird, 3. das Artensterben auch uns selber bedroht, und 4. die Bedrohung durch die Klimaerwärmung mittlerweile hinlänglich bekannt ist, ergibt sich aus diesen vier Fakten, dass die Erde von Menschen überbevölkert ist.

Es ist offensichtlich ein Problem, dass die Bevölkerungsdichte immer weiter zunimmt. Wenn man sich das bisherige Bevölkerungswachstum anschaut, erhält man eine e-Funktion, d.h. eine Kurve, die ständig schneller wächst. Die Menschheit verdoppelt ihre Anzahl ungefähr seit ca. 1400 n.Chr. alle 150-200 Jahre. Vorher war das Wachstum sehr langsam und wurde durch Kriege, Seuchen, Hungersnöte und dergleichen immer wieder ausgebremst – doch seit ca. 1400 sind diese Einschränkungen des Bevölkerungswachstums weitgehend fortgefallen.

Das bisherige Bevölkerungswachstum wird in dem folgenden Diagramm durch die schwarze Linie dargestellt.

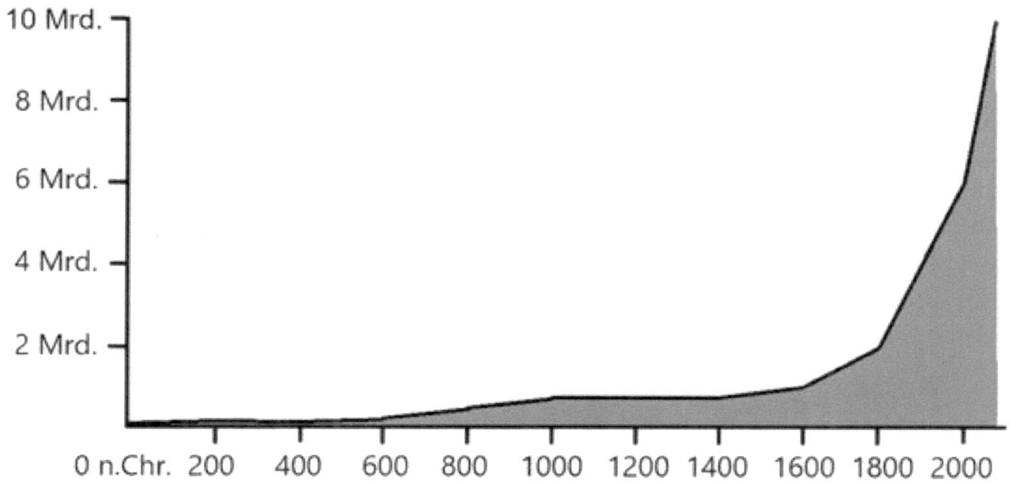

Es gibt verschiedene Möglichkeiten, wie sich diese Kurve weiterentwickeln könnte:

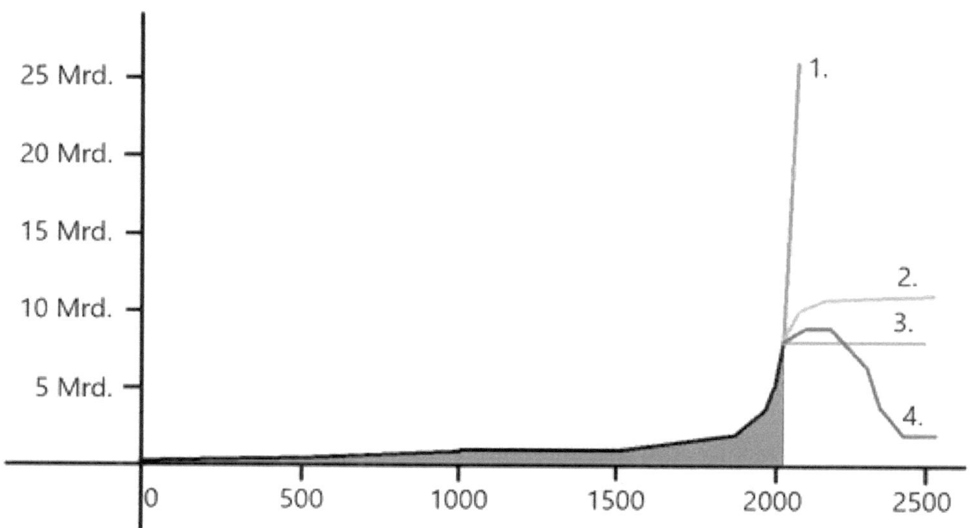

Möglichkeit 1: Das Bevölkerungswachstum bleibt weiterhin eine „Bevölkerungsexplosion" und steigt ungehindert weiter an. Um 2200 werden wir dann ca. 30 Milliarden Menschen sein. d.h. ca. 4-mal so viele wie heute.

Wenn wir nichts unternehmen, ist abzusehen, daß es irgendwann zu einem Kollaps kommen wird – bei 15 Milliarden, bei 25 Milliarden – vielleicht auch erst noch ein bißchen später ... oder auch ein bißchen früher ... Dieses Bevölkerungswachstum kann nicht endlos so weitergehen. Es muß also etwas unternommen werden.

Möglicherweise wird sich das Wachstum jedoch auch leicht abschwächen, da derzeit vor allem noch die Bevölkerung von Indien und Afrika stark wächst und in allen anderen Regionen der Erde nur noch langsam zunimmt bzw. gleich bleibt.

Möglichkeit 2: Das Wachstum der Bevölkerung wird eingeschränkt und stabilisiert sich auf hohem Niveau. Dazu wird es notwendig sein, daß wir die Klimaerwärmung, den Hunger und das Wachstum der Wüsten kollektiv in den Griff bekommen.

Durch neue Techniken ist vermutlich auch eine größere Bevölkerungszahl auf der Erde möglich, aber mit diesen Techniken kann man erst dann planen, wenn sie bereits erfunden hat und sie ausgereift sind. Ansonsten wäre es sehr leichtsinnig, auf solche derzeit noch unbekannte Techniken zu hoffen und zu vertrauen und nichts zu unternehmen.

Es gibt einige Prognosen, die diese Entwicklung voraussagen, doch sicher ist sie keineswegs.

Möglichkeit 3: Das Einfrieden der Bevölkerungszahl auf dem heutigen Stand. Dafür wären rigorose politische Maßnahmen wie die Vorschrift der maximal-2-Kinder-Familie notwendig, was derzeit vollkommen illusorisch wäre. Welche Partei würde so etwas vorschlagen wollen? Eine solche Maßnahme würde die persönliche Freiheit drastisch einschränken und wäre daher sehr unpopulär. Diese Partei würde bei der nächsten Wahl sofort abgestraft werden ...

Diese Maßnahmen müßten zudem vor allem in Indien und in Afrika getroffen werden, da die Bevölkerung dort am stärksten wächst.

Möglichkeit 4: Dies ist entweder die optimistische Version, bei der auf die Einsichtsfähigkeit der Menschen gebaut wird, die aus sich heraus beschließen, deutlich weniger Kinder zu bekommen – oder es wäre die drastische politische Version, bei der über 2-3 Generationen hin die 1-Kind-Familie vorgeschrieben wird.

Das wäre die Version, bei der wir auch ohne neue Techniken und große wirtschaftliche Umstellungen das Weiterleben der Menschen auf der Erde absichern würden.

Durch zukünftige neue Techniken könnte die Zahl der Menschen, die auf der Erde leben können, dann wieder allmählich erhöht werden – sofern das dann noch gewünscht wird.

Für welche dieser Entwicklungen wir uns entscheiden werden, ist derzeit nicht abzusehen. Wenn wir jedoch – wie wir Menschen das ja angesichts von drohenden Katastrophen so gerne tun – gar nichts unternehmen, wird Version 1. eintreten – ungehemmtes Wachstum bis zum Kollaps. Dieser Zusammenbruch kann durch die Klimaerwärmung, Hungersnöte, Platzmangel, Verteilungskriege und vermutlich noch einiges anderes zustande kommen.

Es ist nicht klar, was wir tun werden und es ist auch nicht klar, wie wir das dann umsetzen werden – doch es ist klar, daß Nichtstun die schlechteste aller Möglich-keiten ist.

Die Ernährungslage wird zum einen durch die Zahl der Menschen auf der Erde und zum anderen durch die Menge der angebauten Nahrungsmittel bestimmt – und natürlich auch durch die Art der Verteilung der Nahrungsmittel.

Generell empfiehlt sich der Anbau – und Verzehr – von Gemüse statt von Fleisch. Dies liegt daran, dass die Ackerbau-tauglichen Flächen auf der Erde begrenzt sind und für 1kg Fleisch ca. 280-mal mehr Fläche benötigt wird als für 1kg Gemüse:

-    1kg Gemüse: 0,2 m² benötigte Fläche
-    1kg Fleisch: 56,0 m² benötigte Fläche

Da die Klimaerwärmung ein immer größeres Problem wird, ist auch die CO_2-Bilanz ein wichtiger Punkt bei der Betrachtung des Nahrungsmittel-Anbaus. In der folgenden Übersicht wurden die Klimagase von ihrer Wirksamkeit her in CO_2 umgerechnet. Die beiden dabei wichtigen Gase sind Ch_4 (Methan) und N_2O (Lachgas).

Wie diese Liste zeigt, benötigt die Rindfleischproduktion nicht nur 290-mal so viel Fläche wie Gemüse, sondern stößt auch noch 255-mal so viel CO_2 aus wie Gemüse. Die Werte schwanken ein wenig in den verschiedenen verfügbaren offiziellen Tabellen, da sich die Messmethoden unterscheiden und nicht immer die CO_2-Äquivalente von Ch_4 (Methan) und N_2O (Lachgas) einberechnet worden sind.

1kg Rindfleisch:	25,5 kg CO_2
1kg Ananas per Flugzeug:	10,8 kg CO_2
1kg Schwein:	10,3 kg CO_2
1kg Hähnchen:	9,2 kg CO_2
1kg Butter:	9,0 kg CO_2
1kg Käse:	7,2 kg CO_2
1kg Tomatenmark:	4,3 kg CO_2
1kg Schokolade:	4,1 kg CO_2
1kg Reis:	3,0 kg CO_2
1kg Eier:	3,0 kg CO_2
1kg Winter-Gewächshaus-Tomaten:	2,9 kg CO_2
1kg Champignons, Dose:	2,4 kg CO_2
1kg Getreide:	1,7 kg CO_2
1kg Kuhmilch:	1,5 kg CO_2
1kg Champignons, frisch:	1,3 kg CO_2
1kg Tofu:	1,0 kg CO_2
1kg Gebäck:	0,9 kg CO_2
1kg Brot:	0,7 kg CO_2
1kg Nudeln:	0,7 kg CO_2
1kg Haferflocken:	0,6 kg CO_2
1kg Bananen:	0,6 kg CO_2
1kg Coca Cola:	0,5 kg CO_2
1kg Ananas per Schiff:	0,4 kg CO_2
1kg Hafermilch:	0,3 kg CO_2
1kg unverpacktes Gemüse:	0,1 kg CO_2

Von der vorhandenen landwirtschaftlichen Fläche werden derzeit ca. 2/3 für die Fleischproduktion verwendet. Rechnet man noch den Futtermittelanbau für die Viehzucht hinzu, kommt man auf ca. 3/4 der Fläche:

Weideland:	32,1 Millionen km^2
Getreide/Obst/Gemüse + Viehfutter:	15,7 Millionen km^2
gesamte Landwirtschafts-Fläche:	**47,8 Millionen km^2**

Wenn der Fleischkonsum um die Hälfte reduziert würde, gäbe es 16 Millionen km^2 mehr, die für den Ackerbau zur Verfügung stehen würde. Das würde eine Verdopplung der Produktion an Getreide, Obst und Gemüse bedeuten. Da das Fleisch nur ca. 10% der weltweiten Nahrungsmittel-Produktion ausmacht, würde die Halbierung des Fleischkonsums bedeuten, dass die tierische Nahrung um 5% sinken würden, aber der Ertrag von Getreide, Obst und Gemüse auf der freigewordenen Fläche um 100%

steigen würde. Das bedeutet, dass durch die Halbierung des Fleisch-konsums die Nahrungsmittel-Produktion einerseits zwar um 5% sinken würde, (Fleisch), andererseits aber um 100% steigen würde (Getreide/Obst/Gemüse). Das ergäbe eine Steigerung der Nahrungsmittel-Produktion um 95%.

Das Essen von Fleisch ist von der weltweiten Ernährungslage her betrachtet nicht sonderlich weise. Man muss aber auch keineswegs vollkommen auf Fleisch verzichten, denn wenn man seinen Fleischverzehr von 10% auf 5% an den verzehrten Lebensmitteln verringert, hat man ja bereits die Anbau von Pflanzen – bezogen auf den eigenen Nahrungsanteil, um 95% erhöht.

Schließlich ist auch noch die Art des Anbaus von Bedeutung. Beim konventionellen Anbau werden viele Chemikalien verwendet – vom Dünger über Pestizide bis hin zu Antibiotika – die schließlich über die Nahrungsmittel auch in den Menschen gelangen und seiner Gesundheit z.T. massiv schaden. Daher ist generell die Bio-Landwirtschaft vorzuziehen. Sie benötigt zwar etwas mehr Fläche für denselben Ertrag, doch dafür ist sie wesentlich gesünder und hat auch deutlich kleinere Auswirkungen auf das Artensterben.

Es sind daher zunächst drei Maßnahmen in der Landwirtschaft empfehlenswert:

1. das Schrumpfen der Weltbevölkerung,
2. die drastische Reduzierung des Fleischkonsums, und
3. die generelle Umstellung auf Bio-Landbau.

Man kann auch einmal vergleichen, wie viele Menschen in den einzelnen Kontinenten leben und welchen Anteil sie an der weltweiten Nahrungsmittelproduktion haben. Während die Bevölkerungszahlen recht genau bekannt sind, ist die Größe der Nahrungsmittelproduktion oft nur ungenau erfasst worden.

Verteilung der Nahrungsmittel				
Kontinent	*Menschen*		*Nahrungsmittel/Jahr*	
	Anzahl	*Anteil*	*Menge*	*Anteil*
Asien	4.780.000.000	59%	2.000.000.000 t	48%
Europa	750.000.000	9%	500.000.000 t	12%
Nordamerika	380.000.000	5%	700.000.000 t	17%
Südamerika	660.000.000	8%	550.000.000 t	13%
Afrika	1480.000.000	18%	400.000.000 t	9%
Australien	50.000.000	1%	50.000.000 t	1%
Welt	8.100.000.000	100%	4.200.000.000 t	100%

Diese Übersicht zeigt deutlich, dass Europa, Nordamerika und Südamerika Lebensmittel exportieren, während Asien und vor allem Afrika Lebensmittel importieren. Australien ist Selbstversorger. Natürlich gibt es einen viel größeren Lebensmittelhandel als diese Übersicht zunächst zeigt, da zum Beispiel so gut wie der ganze Reis aus Südostasien stammt und auch manche anderen Produkte hauptsächlich in wenigen Ländern angebaut werden.

Afrika ist das Land, das am weitesten von einer Selbstversorgung entfernt ist, in dem die meisten Hungernden leben, das am stärksten von der Klimaerwärmung betroffen ist und das ein nach wie vor ungebremstes Bevölkerungswachstum hat. Die Ernährungskrise muss also vor allem in Afrika gelöst werden.

Ein weiteres gravierendes Problem vor allem in der Fleischproduktion, aber nicht nur dort, besteht darin, dass ca. 20% der Nahrungsmittel wegen falscher Lagerung verderben oder zwar gekauft, aber dann nicht gegessen, sondern fortgeworfen werden.

Hier zeigt sich wieder einmal der Schwachpunkt der derzeitigen kollektiven Organisation der Menschen: Es gibt zu wenig Überblick, Kooperation und kreative Lösungen.

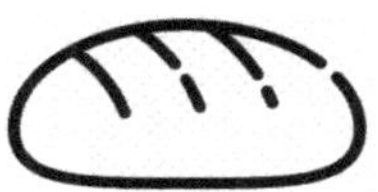

ܗܰܒܠܰܢ ܠܰܚܡܳܐ ܕܣܘܼܢܩܳܢܰܢ ܝܰܘܡܳܢܳܐ

Hawlân Lachma de Sûnkanân Jaomâna.

Unser täglich Brot gib uns heute.

aus dem aramäischen Original des „Vaterunser"

3. Vielfalt

♊

Im Nahrungsmittelbereich ist aus mehreren Gründen eine möglichst große Vielfalt der Produkte erstrebenswert:

- Eine Vielfalt im Anbau ist ein guter Schutz gegen Schädlinge, die sich in aller Regel auf einzelne Pflanzenarten spezialisiert haben.

- Eine Vielfalt auf einem Gemüsebeet ist bisweilen auch sehr förderlich, da z.B. die Zwiebeln die Schädlinge der Möhren vertreiben und so die Möhren schützen.

- Eine Vielfalt von vorhandenen Gemüse-, Obst- und Getreidearten ist auch von Vorteil, wenn jemand Allergien gegen bestimmte Nahrungsmittel hat. Auch Mangelkrankheiten können oft durch bestimmte Nahrungsmittel geheilt werden.

- Eine Vielfalt von Pflanzen erhöht die Wahrscheinlichkeit, dass einige von ihnen zumindest vorerst auch den Klimawandel überstehen werden.

- Eine Vielfalt an Nutzpflanzen ist förderlich, weil manche Pflanzen an speziellen Orten besonders gut gedeihen oder auch an Orten wachsen, an denen sonst nicht viel gedeiht.

- Eine Vielfalt an Nahrungspflanzen ist auch wünschenswert, weil es oft traditionelle Gerichte mit nur regional bekannten Obstarten und Gemüsesorten gibt.

- Eine Vielfalt der Ernährung beugt einer einseitigen Mangelernährung vor. Wer sich vielfältig ernährt und dabei von nichts besonders viel isst, der kann schon mal mit seiner eigenen Ernährung nichts allzu falsch machen.

- Die Vielfalt der Ernährung beinhaltet auch, dass man – wie bereits gesagt – von nichts übermäßig viel isst. Das bedeutet z.B. auch, dass das gelegentliche Essen von Zucker und Schokolade und das Trinken einer Cola unschädlich sind. Solange man z.B. Zucker als Gewürz auffasst und nicht als Hauptzutat einer Speise, macht man auch da nichts verkehrt.

- Auch Fleisch als gelegentliche Ergänzung ist kein gesundheitliches oder ökologisches Problem. Auch Tiere können ein Teil der Landwirtschaft sein – nur sollte ihr Anteil recht gering sein, da sie viel Fläche brauchen und nur einen geringen Ertrag als Nahrungsmittel haben.

Das Prinzip „Vielfalt ist förderlich" kann man in fast jedem Lebensbereich finden. In Bezug auf die Ernährung und daher auch in Bezug auf die Landwirtschaft macht die Vielfalt die Landwirtschaft nicht nur krisenfester – die Vielfalt ist auch der natürliche Zustand eines ökologischen Systems.

Die Menschen haben die Artenvielfalt auf der Erde durch ihre immer größer werdende „Human-Monokultur" schon sehr stark reduziert. Eine geringere Artenvielfalt macht ein Öko-System jedoch auch anfälliger für Krisen, da alle Lebewesen im Austausch mit allen anderen stehen und sich gegenseitig beeinflussen. Ein komplexes Öko-System kann flexibler auf Veränderungen reagieren und sich anpassen als ein Arten-armes Öko-System.

Es klingt vielleicht übertrieben, aber es ist tatsächlich so, dass der Mensch in einem Arten-reichen Öko-System besser überleben kann als in einem Arten-armen Öko-System. Angenommen, wir würden nur noch eine einzige Weizensorte anbauen und es würde sich aufgrund dieses riesigen Weizen-Anbaus – der ja auch ein Angebot an Schädlinge dieser Weizensorte ist – ein Schädling entstehen, der die ganze Weizenernte vernichtet. Dann werden wir froh sein, wenn es irgendwo in ein paar abgelegenen Tälern noch ein paar andere Weizensorten gibt, die diesem Schädling überhaupt nicht schmecken.

Die Erhaltung der Artenvielfalt ist also auch menschlicher Egoismus – nicht nur aus Natur-romantischen Gründen, sondern ganz schlicht aus Selbsterhaltung.

There were three men came out of the West,
their fortunes for to try.
And these three men made a solemn vow:
John Barleycorn must die!

They've ploughed, they've sown, they've harrowed him in,
threw clods upon his head.
And these three men made a solemn vow:
John Barleycorn was dead.

They've let him lie for a very long time
till the rains from heaven did fall.
And little Sir John sprung up his head
and so amazed them all

They've let him stand till midsummer's day
till he looked both pale and wan
And little Sir John's grown a long, long beard
and so become a man.

They've hired men with the scythes so sharp
to cut him off at the knee.
They've rolled him and tied him by the way –
serving him most barbarously.

They've hired men with the sharp pitchforks,
who pricked him to the heart.
And the loader he has served him worse than that
for he's bound him to the cart

They've wheeled him around and around the field
till they came unto a barn.
And there they made a solemn oath
On poor John Barleycorn.

They've hired men with the crab-tree sticks
to cut him skin from bone.
And the miller he has served him worse than that,
for he's ground him between two stones.

And little Sir John in the nut-brown bowl
he is brandy in the glass.
And little Sir John in the nut-brown bowl
proved the strongest man at last.

The huntsman, he can't hunt the fox,
nor so loudly to blow his horn;
and the tinker he can't mend kettle nor pot
without a little Barleycorn.

<u>Übersetzung:</u>

Es kamen drei Männer aus dem Westen,
um ihr Glück zu erproben.
Und diese drei Männer taten einen feierlichen Schwur:
Johann Gerstenkorn muss sterben!

Sie pflügten, sie säten, die eggten ihn unter die Erde,
warfen Erdschollen auf sein Haupt.
Und diese drei Männer taten einen feierlichen Schwur:
Johann Gerstenkorn ist tot!

Sie ließen ihn sehr lange Zeit liegen
bis der Regen vom Himmel fiel.
Und der kleine Herr Johann erhob sein Haupt
und erstaunte sie alle.

Sie ließen ihn bis zum Mittsommer-Tag stehen
bis er sowohl blass war als auch fahl.
Und der kleine Herr Gerstenkorn bekam einen langen, langen Bart
und wurde so zu einem Mann.

Sie mieteten Männer mit scharfen Sensen,
um ihn am Knie abzuschlagen.
Sie rollten und banden ihn neben dem Weg –
sie gingen sehr barbarisch mit ihm um.

Sie mieteten Männer mit spitzen Heugabeln,
die stachen ihm ins Herz.
Doch der Lade-Knecht ging noch schlimmer mit ihm um,
denn er band ihn an den Karren.

Sie fuhren ihn hier und da entlang durch die Felder
bis sie zu einer Scheune kamen.
Und dort taten sie einen feierlichen Schwur
über den armen Johann Gerstenkorn.

Sie mieteten Männer mit Holzapfel-Stöcken,
um seine Haut von seinen Knochen zu schlagen.
Und der Müller ging am schlimmsten mit ihm um,
denn er zermahlte ihn zwischen zwei Steinen.

Und der kleine Herr Johann und der nussbraune Becher:
Er ist der Branntwein in dem Glas.
Und der kleine Herr Johann in dem der nussbraunen Becher
erwies sich zuletzt als der stärkste Mann.

Der Jäger kann den Fuchs nicht jagen,
nicht so laut in sein Horn blasen;
und der Kesselflicker kann weder Kessel noch Topf flicken
ohne ein bisschen Gerstenkorn.

Dieses traditionelle englische Lied „John Barleycorn" beschreibt die Aussaat, das Wachsen, die Ernte, das Dreschen und Mahlen der Gerste („barley") und schließlich das Branntwein-Brauen aus der Gerste.

4. Gemeinschaft

♋

Zunächst einmal dient das Essen der Ernährung, doch es hat auch die Funktion der Gemeinschaftsbildung. Man isst normalerweise nur mit Verwandten und mit Freunden gemeinsam. Mit Gegnern und Feinden wird man sich in aller Regel nicht an einen Tisch setzen – und wenn doch, dann nur zum Reden und nicht zum Essen.

Ein gemeinsames Mahl schafft eine Verbindung – die man am ehesten mit dem etwas ungewohnten Begriff „gemeinsame Lebenskraft-Hülle" beschreiben kann. Diese gemeinsame Hülle hält nicht sehr lange, aber sie ist deutlich zu spüren, wenn man einmal auf sie achtet.

Dieses Erschaffen von Gemeinschaft durch ein gemeinsames Mahl ist besonders deutlich, wenn es sich um ein Festmahl handelt und die Weihnachtsgans duftet, der Geburtstagskuchen auf dem Tisch steht oder die Hochzeitstorte angeschnitten wird. Es gibt auch das Siegesmahl, das Arbeitsessen und dergleichen mehr.

In dieselbe Richtung geht auch das gemeinsame Fasten, auch wenn das sozusagen ein „Anti-Essen" ist.

Eine besondere Form der gemeinsamen Mahlzeit ist das „Essen mit den Ahnen". Dabei lädt man die Ahnen ein, bei der Mahlzeit mit dabei zu sein. Bisweilen lässt man ihnen dabei auch einen Stuhl am Tisch frei. Dieser in Kulturen mit einem mythologischen Weltbild weit verbreitete Brauch hat schließlich zu dem Totenkult mit den Ahnenopfern geführt. Anfangs hat man den Ahnen bei der Bestattung und auch noch danach Speisen geopfert – später genügte es in der Regel, ihnen Speisen im Jenseits zu wünschen.

Eine humorvolle Darstellung einer solchen „Mahlzeit mit den Verstorben", die ausgesprochen beliebt ist, ist das an jedem Silvester erneut vom TV ausgestrahlte „Dinner for one".

Neben den gemeinsamen Mahlzeiten mit den Ahnen haben sich auch Trinkrituale entwickelt, die ein Gemisch aus Opfergabe, Anrufung der Ahnen oder der Gottheiten und einer Bitte um einen Segen sind. Dies ist Milch der Hathor in dem altägyptischen Königs-Ritual für die Muttergöttin Hathor, das gemeinsam getrunkene Soma amrita der alten Inder, das die Unsterblichkeit verleihen sollte, das Haoma der Perser, das dieselbe Wirkung haben sollte, das Nektar ambrosia und auch der Ritual-Met der Kelten und Germanen, der ursprünglich ebenfalls diese Wirkung haben sollten, der Balché-Ritualtrank der Mayas, der Wein bei der Eucharistie bzw. beim Abendmahl, das Lebenselixier der Alchemisten usw., die alle dieselbe Symbolik teilen.

Alle diese Tränke stellten eine Verbindung zu den Ahnen, zu den Göttern oder der eigenen Seele her. Die Ursprungssymbolik war die Milch der Muttergöttin, mit der die Toten nach ihrer Wiedergeburt im Jenseits gestillt wurden. Aus der Symbolik des Stillens ist dann die Vorstellung geworden, dass der Trank selber die Wiedergeburt im Jenseits magisch herbeiführt. Noch später wurde daraus die Verbindung zu Christus, durch die man gesegnet bzw. erlöst wurde.

Die japanische Teezeremonie gehört möglicherweise auch hierher, obwohl ihr Ursprung nicht klar ersichtlich ist. Sie scheint sowohl das schlichte Teetrinken als auch die Zen-Meditation und Opferrituale als Ursprung zu haben.

Die Benutzung des Wortes „Lebenskraft" hilft auch, eine ansonsten schwer beschreibbare Beobachtung zu verdeutlichen. Man kann nicht nur deutlich spüren, aus welchen Zutaten man eine Speise zubereitet – Konserven, frisches Gemüse, Bio-Gemüse – sondern auch, mit welcher Haltung jemand eine Speise zubereitet hat. Wenn jemand ein Mahl mit Konzentration, Hingabe und Liebe zubereitet, werden auch die einfachsten, schlichtesten Zutaten, die nicht einmal eine hohe Qualität haben müssen, ausgesprochen stärkend und belebend sein.

Dalam keluarga kami, berat sama dipikul, ringan sama dijinjing.

Schweres wird gemeinsam getragen, Leichtes wird gemeinsam gehoben.

indonesisches Sprichwort, das den Vorteil der
Zusammenarbeit betont

5. Individualität

♌

Was hat Individualität mit dem Essen und Trinken zu tun?

Zunächst einmal ist jeder menschliche Körper zwar gleich aufgebaut, aber jeder menschliche Körper ist auch eine neue Variation des Grundprinzips. Daher braucht auch nicht jeder genau dieselben Nahrungsmittel und auch nicht genau dieselbe Menge an Nahrungsmitteln. Es schmeckt auch nicht jedem dasselbe gleich gut.

Schließlich gibt es sogar noch Allergien und andere Unverträglichkeiten – während andere Menschen sozusagen vollkommen „Nahrungsmittel-resistent" sind und alles essen können.

Es gibt also eine große Individualität bei der Nahrungsaufnahme.

Diese Individualität lässt unter anderem an dem Horoskop des Betreffenden ablesen. Die Planeten im 2. Haus des Horoskops zeigen deutlich, welche Vorlieben der Betreffende hat.

Es ist für den Astrologen ausgesprochen amüsant, die Verblüffung des Ratsuchenden zu sehen, wenn er ihm sagt, dass in seinem Kühlschrank stets Milch und wahrscheinlich auch Joghurt stehen, wenn man sieht, dass in dem 2. Haus seines Horoskops der Mond steht.

Bei dem Neptun im 2. Haus neigt man zu einer Vielfalt von Gewürzen, beim Mars zum Fleischgenuss, beim Saturn zum Fasten, beim Jupiter zur Völlerei usw. Die Verwunderung der Ratsuchenden über diese Aussagen ist fast immer ziemlich groß.

Aus diesen Unterschieden ergibt sich, dass es für eine gesunde Ernährung ausgesprochen hilfreich ist, wenn man sich selber so gut kennt, dass man spüren kann, was man gerade an Speisen oder Getränken braucht.

Damit einem das gelingt, muss man nicht nur auf das Ess- oder Trink-Bedürfnis selber achten, sondern sich auch die Wurzeln dieser Bedürfnisse anschauen.

Möglicherweise ist ein Mangelgefühl die Ursache für das Verlangen nach der Sahnetorte – möglicherweise ist es auch eine Enttäuschung oder ein ähnliches Gefühl.

Es ist sehr hilfreich, wenn man das schon vor dem Essen oder Trinken erkennen kann und nicht erst nachher – wobei das „nachher" ja deutlich einfacher ist, da man dann sieht, ob man durch das Essen bzw. Trinken zufriedener geworden ist oder nicht.

Der „Kummerspeck" ist ja ein gut bekanntes Phänomen, das auf der Umdeutung eines psychischen Mangel-Gefühls zu einem physischen Mangel-Gefühl beruht – die klassische Übertragung eines Gefühls auf einen anderen Bereich.

Es wird schwierig sein, jedes Mal dann, wenn man sieht, dass man aus Einsamkeit jetzt etwas essen will, dann eben nichts zu essen, weil es ja nicht das ist, worum es eigentlich geht.

Man kann jedoch etwas anderes tun, was mittelfristig weiterhilft: Jedes Mal, wenn man den Impuls hat, etwas zu essen, hält man kurz inne und spürt in sich hinein, woher dieser Impuls kommt. Knurrt der Magen? Sieht diese Erdbeere einfach derart lecker aus? Fühlt man sich verlassen und müsste man eigentlich weinen? Wenn man diese Wurzel des Esedürfnisses gefunden hat, schaut man, ob man noch immer essen will oder nicht. Dabei geht es nicht darum, sich das essen zu verbieten, wenn es ein Kummer-Essen ist, sondern nur darum, sich beim Essen des Grundes für das Essen bewusst zu sein. Aus der Erkenntnis folgt also kein Ess-Verbot, sondern nur eine Erkenntnis.

Doch diese Erkenntnis hat mit der Zeit eine wohltuende Wirkung: Man sieht sich selber klarer, versteht das eigene Verhalten besser und man wird mit einiger Wahrscheinlichkeit damit beginnen, sich um die eigentlichen Probleme zu kümmern, wodurch schließlich das Essen „von selber" weniger werden wird. Dies liegt dann – wie gesagt – nicht an einem Ess-Verbot und einem willensmäßigen Verzicht, sondern daran, dass die eigentlichen Probleme gelöst worden sind, die zu dem übermäßigen Essen geführt habe.

Ab dann wird es auch deutlich einfacher, klar zu spüren, welche Speisen und Getränke einem gerade gut tun würden und welche nicht.

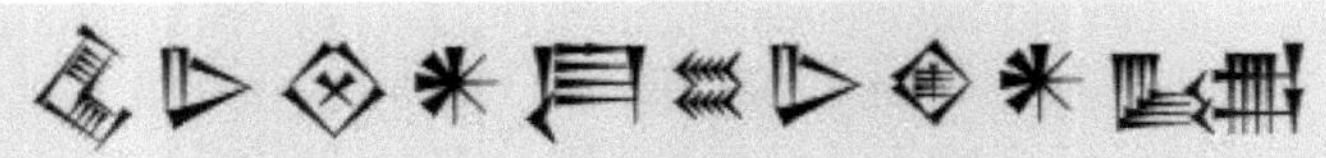

kug tuku šag an-hul še tuku ur an-sag

Wer Silber hat, ist glücklich; wer Korn hat, fühlt sich wohl.

(sumerisches Sprichwort)

6. Lehren

♍

Die Verarbeitung der Nahrung im Körper ist ziemlich komplex. Sie läuft weitgehend unbewusst ab. Man kann den Teil der Verdauung, der im Bereich der körperfremden Stoffe (Inhalt von Mund, Magen, Darm) von dem Bereich der körpereigenen Stoffe (Blutbahn, Leber, Zellen) unterscheiden.

- Die Hand ergreift die Nahrung.
- Der Mund nimmt sie auf.
- Die Geschmacksnerven prüfen sie.
- Die Zähne zerkleinern sie.
- Die Zunge bewegt sie.
- Der Speichel beginnt sie aufzulösen.
- Der Hals schluckt sie.
- Der Magen prüft die Nahrung noch einmal.
- Der Magen löst sie auf.
- Der Zwölffingerdarm löst sie weiter auf.
- Die Galle und der Bauchspeicheldrüse helfen mit ihren Sekreten bei der Auflösung.
- Der Dünndarm leitet die Proteine, Vitamine, Kohlenhydrate usw. in das Blut.
- Das Blut leitet diese Stoffe in die Leber.
- Die Leber baut aus ihnen komplexe körpereigene Substanzen auf.
- Das Blut leitet diese Substanzen zu allen Zellen.
- Die Zellen verarbeiten diese Substanzen zu den Stoffen, die die Zelle braucht.
- Die Zellen benutzen diese Substanzen als Energieträger für ihre Tätigkeiten.
- Die Zellen geben die Abfallprodukte wieder in das Blut ab.
- Die Nieren filtern diese Abfallprodukte aus dem Blut.
- Die Harnleiter führen diese Abfallprodukte an die Blase weiter.
- Die Blase scheidet diese Abfallprodukte (Urin) aus.
- Der Dünndarm leitet die nicht gebrauchten Stoffe im Darm an den

Dickdarm weiter.
- Der Dickdarm entzieht diesem Abfallbrei das Wasser.
- Der After scheidet diesen recht trockenen Abfallbrei (Kot) aus.

Fast alle Nahrungsmittel – außer ein wenig Obst und Gemüse – werden nicht so, wie sie gewachsen sind, gegessen, sondern in weiterverarbeiteter Form. Gemüse wird gekocht, Obst wird zu Konserven und Marmeladen verarbeitet, aus Zuckerrüben und Zuckerrohr wird Zucker raffiniert, Fleisch wird gekocht und gebraten, Getreide wird gekocht, gemahlen oder geröstet, Milch wird zu Joghurt, Quark, Sahne, Käse und noch einiges mehr verarbeitet …

Diese Weiterverarbeitung bis hin zu Würsten, Fertigsuppen und Tofu macht die Lebensmittel zum Teil leichter verdaulich, aber zum Teil zerstört sie sie auch einige der Inhaltsstoffe wie z.B. Vitamine.

Es gibt viele verschiedene Ernährungsrichtungen, die von ihren Vertretern fast immer als die einzig wahre Lehre angesehen werden: Gemischtköstler, Trennköstler, Vegetarier, Fleischesser, Frugivoren, Rohköstler, Makrobioten, Ovo-Lakto-Vegetrarier, Vegetarianer, Vegetabilisten, Diätiker, Veganer, Vertreter der Vollwerternährung, Omnivoren, Flexitarier, Pescetarier, Frutarier, Bioköstler …

Man kann auch regelmäßig fasten, sich nach der Traditionellen Chinesischen Medizin ernähren, nach dem Ayurveda, nach den fünf Elementen, nach den Regeln der Anthroposophie, des Paleo, des Clean Eating, des Halal, des Low Carb, des Clean Baking oder nur noch Lichtnahrung zu sich nehmen. Die Auswahl an Möglichkeiten ist beinahe endlos groß.

Was tun?

Vermutlich muss das jeder für sich selber herausfinden, da alle viele Argumente haben und jeder von seiner Richtung überzeugt ist. Man kann jedoch einige allgemeine Betrachtungen anstellen, mit deren Hilfe man zumindest nicht ganz falsch liegen wird, was die eigene Ernährung betrifft:

- auf den eigenen Bauch hören
- viel Verschiedenes essen und von nichts besonders viel essen
- frisches Gemüse und Obst auf dem Markt kaufen
- bevorzugt Bio-Lebensmittel kaufen
- Vollkorn bevorzugen
- nur wenig verarbeitete Produkte
- auf Produkte mit vielen unbekannten Zutaten (E 220 u.ä.) verzichten
- Kochen und Backen bei niedrigen Temperaturen
- nur mäßig Alkohol trinken
- sorgfältige Zubereitung

Das Thema der richtigen Ernährung ist schon alt und wurde schon immer heftig diskutiert udn eine allgemeine einigkeit ist nicht in Sicht ...
Wer einmal einen kurzen, leicht ironischen Text zu diesem Thema lesen möchte, dem sei die 1910 von Hermann Hesse verfasste Geschichte „Doktor Knölges Ende" empfohlen. Sie kann auch auf youtube als Hörbuch angehört werden.
Auf der nächsten Seite findet sich ein kurzer Auszug aus dieser Geschichte:

Doktor Knölge hatte vielerlei Menschen an diesen Orten kennengelernt und sich an manches gewöhnt, an Barfußgehen und langhaarige Apostel, an Fanatiker des Fastens und an vegetarische Gourmands. Unter den letzteren hatte er manche Freunde gefunden, und er selbst, dem sein Leiden den Genuss schwerer Speisen immer mehr verbot, hatte sich zu einem bescheidenen Feinschmecker auf dem Gebiete der Gemüse und des Obstes ausgebildet. Er war keineswegs mit jedem Endiviensalat zufrieden und hätte niemals eine kalifornische Orange für eine italienische gegessen.

Im übrigen kümmerte er sich wenig um den Vegetarismus, der für ihn nur ein Kurmittel war, und interessierte sich höchstens gelegentlich für alle die famosen sprachlichen Neubildungen auf diesem Gebiete, die ihm als einem Philologen merkwürdig waren. Da gab es Vegetarier, Vegetarianer, Vegetabilisten, Rohkostler, Frugivoren und Gemischtkostler!

Auszug aus: Hermann Hesse: „Doktor Knölges Ende" (1910)

7. Ausgewogenheit

♎

In der Ernährung gibt es verschiedene gegenseitige Abhängigkeiten, also z.B. Stoffe, die in den Nahrungsmitteln enthalten sind, aber die zur ihrer Verwertung noch andere Stoffe brauchen. Es gibt auch Nahrungsmittel, die im Übermaß genossen schädlich sein können. Auch dies ist ein Grund, sich möglichst vielfältig zu ernähren, da dann alle Stoffe in ausreichendem Maße vorhanden sein werden.

Das folgende sind einige mögliche Folgen von einem Zuviel oder einem Zuwenig an bestimmten Inhaltsstoffen der eigenen Nahrung. Wenn man unter einer der beschriebenen Symptomgruppe leiden sollte, kann man einmal überprüfen, ob man möglicherweise das betreffende Zuviel oder Zuwenig in der eigenen Ernährung denkbar wäre.

zu viel Kohlehydrate (Zucker): geschwächtes Immunsystem, Karies, Heißhungerattacken, Übergewicht, Verdauungsprobleme, Aufblähung des Bauches, Blähungen, Durchfall, Blaseninfektionen, Pilzinfektionen, trockene und unreine Haut, Müdigkeit, Antriebslosigkeit, Konzentrationsschwierigkeiten, Kopfschmerzen, schlechte Laune, Stimmungsschwankungen
wenig enthalten in: Obst, Gemüse

zu wenig Kohlehydrate (Zucker): (dienen vor allem als Energie; bei Mangel wird Körperfett abgebaut): weiche Knie, Hautunreinheiten, blasse Gesichtsfarbe, Kopfschmerzen, Leistungsabfall, Schwindel, Zitteranfälle, schneller Puls, kalter Schweiß, Unruhe, Nervosität, Gereiztheit, Angst, schlechte Laune, Müdigkeit, Konzentrationsstörungen, depressive Verstimmungen, Verwirrtheit
viel enthalten in: Zucker (also in fast allen Fertigprodukten), Schokolade, Süßigkeiten, Reis, Honig, Weizen-Weißmehl, Hirse, Traubensaft, Rosinen, Nudeln

zu viel Fett: Fettleibigkeit, Leberschäden, Diabetes, Gefäßverkalkungen, Herz/Kreislauf-Krankheiten
wenig enthalten in: Obst, Gemüse, Getreide, Milch, Quark

zu wenig Fett: Frieren, Müdigkeit, Immunschwäche, verminderte Lernfähigkeit, trockene Haut, Risse in den Mundwinkeln
viel enthalten in: Butter, Margarine, Öl, Nüsse, Samen, Lachs, Avocado

zu viel Eiweiße: Gewichtszunahme, Darmprobleme, Leberschäden, Nierenschäden, Ballaststoffmangel, Mundgeruch
wenig enthalten in: Obst, die meisten Gemüse

zu wenig Eiweiße: Verdauungsstörungen, Blutarmut, Verlust von Muskelmasse, Immunschwäche, Knochenbrüche, Gewebe-Schwellungen an Beinen und Knöcheln und Gesicht, Hautprobleme, Haarprobleme, Nagelprobleme, geistige Erschöpfung
viel enthalten in: Hülsenfrüchte, Tofu, Nüsse, Milch, Milchprodukte, Fleisch, Fisch

zu wenig Vitamine: Kopfschmerzen, Appetitlosigkeit, Verdauungsprobleme, Störungen des Wasserhaushalts, Störungen der Enzymfunktionen, Störungen der Nervensignale, Störungen des Stoffwechsels, Schwindel, Müdigkeit, Koordinationsstörungen, depressive Verstimmungen
enthalten in: sehr verschieden – siehe die folgende Übersicht über die einzelnen Vitamine

zu wenig Vitamin A (= Retinol, Beta-Carotin): Knochenschäden, Knorpelschäden, Zahnschäden, Hautschäden, Mangel an Testosteron, wenige Samenzellen, Regeneration, schwache Sehkraft
enthalten in: Leber, Butter, Käse, Spinat, Rote Paprika, Tomaten, Aprikosen, Möhren
=> Vitamin A kann zusammen mit etwas Olivenöl besser vom Körper aufgenommen werden

<u>zu wenig Vitamin B1</u> (= Thiamin): Schwäche, Kraftlosigkeit, Nervosität
enthalten in: alle Nahrungsmittel; besonders viel in Vollkornprodukten, Hülsenfrüchten, Schweinefleisch
=> starkes Erhitzen zerstört Vitamin B1

<u>zu wenig Vitamin B2</u> (= Riboflavin): Schwäche, mangelnder Fettabbau, langsame Wundheilung, Blutmangel
enthalten in: Eier, Fleisch, Milch, Getreide, Brokkoli, Grünkohl, Hefe

<u>zu wenig Vitamin B3</u> (= Niacin): gestörter Kohlehydrat-Haushalt, gestörter Fett-Haushalt, gestörter Aminosäuren-Haushalt, Schwäche, Immunschwäche, verlangsamte Zellteilung
enthalten in: Fleisch, Fisch, Innereien, Bohnenkaffee

<u>zu wenig Vitamin B6</u>: Blutarmut, Immunschwäche, Schlafstörungen, Unruhe
enthalten in: fast alle Nahrungsmittel; besonders viel in Thunfisch, Lachs, Putenbrust, Rinderfilet, Hähnchenfleisch, Avocado, Brokkoli, Feldsalat

<u>zu wenig Vitamin B9</u> (= Folsäure): Störungen des Aminosäuren-Haushalts, Blutarmut, verlangsamte Zellteilung, verlangsamtes Zellwachstum, Spermien-Armut, Fehlbildungen bei Ungeborenen
enthalten in: Erbsen, Sojabohnen, Kichererbsen, Spinat, Brokkoli, Kirschen, Vollkorn, Weizenkleie, Leber, Eigelb

<u>zu wenig Vitamin B12</u>: Blutarmut, Kraftlosigkeit, verlangsamte Zellteilung, Schädigung des Rückenmarks, psychische Störungen
enthalten in: Thunfisch, Lachs, Eier, Fleisch, Fisch
=> Alkohol zersetzt Vitamin B12
=> bei einer rein pflanzlichen Ernährung kann Vitamin B12 als Nahrungsmittelergänzung sinnvoll sein

zu wenig Vitamin C: Zellschäden durch „freie Radikale", Knochenschäden, Knorpelschäden, Bindegewebsschwäche, Immunschwäche,
langsame Wundheilung
enthalten in: Orangen, Johannisbeeren, Zitronen, Petersilie, Bärlauch,
roter Paprika, Brennnesseln, Rosenkohl, Grünkohl, Brokkoli, Hagebutten
=> Vitamin C ist für die Aufnahme von Eisen notwendig

zu wenig Vitamin D: Knochenschwäche, Muskelschwäche, Herz/Kreis-
lauf-Krankheiten, Immunschwäche, Störungen des Gehirns, Verstimmt-
heit, Depression
enthalten in: Avocados, Champignons, Lachs, Hering, Makrele, Eier,
Leber
=> Vitamin D-Präparate helfen kaum – wirkungsvoller ist es, jeden Tag
einige Zeit draußen in der Sonne zu verbringen, da die Haut mithilfe des
Sonnenlichtes selber Vitamin D herstellen kann.

zu wenig Vitamin E: zu wenig Antioxydantien, Entzündungen, Gefäß-
schäden (Adern), Immunschwäche, Gedächtnisstörungen
enthalten in: Weizenkeimöl, Sonnenblumenöl, Distelöl, Rapsöl, Nüsse,
Sojabohnen, Süßkartoffeln, Ölsardinen, Räucheraal

zu wenig Vitamin K: langsame Blutgerinnung, Knochenschwäche
enthalten in: Hühnerfleisch, Rosenkohl, Spinat, Erbsen

zu wenig Vitamin H (= Vitamin B7, Biotin): Blutarmut, Schwäche, Ner-
venschäden, unreine Haut, Talgdrüsen-Probleme, Haarausfall
enthalten in: Eier, Sojabohnen, Hülsenfrüchte, Getreide, Pilze, Gemüse,
Nüsse

zu wenig Sonnenlicht, das beim Menschen zur Produktion des Vitamin
D notwendig ist: Knochenschmerzen, Rachitis, Muskelschmerzen, Krämpfe, Schwäche
vermehrt durch: Wanderungen, Sonnenbaden, FKK

zu wenig Eisen: Schwäche, Abgeschlagenheit, Leistungsabfall, Kurzatmigkeit bei Belastung, rascher Pulsanstieg bei Belastung, Herzklopfen, blasse und trockene Haut, Blässe, Müdigkeit, Schlafstörungen, Konzentrationsstörungen, Schwindel, Depressivität
enthalten in: Fleisch, Getreideprodukte, Gemüse (Spinat, Mangold, Grünkohl, Erbsen), Hülsenfrüchte (Kidneybohnen, Linsen, Kichererbsen)

zu wenig Magnesium: Krämpfe, Herzrhythmusstörungen, Appetitlosigkeit, Übelkeit, Erbrechen, Müdigkeit, Schwäche, Zittern, Kribbeln, „Nadelstiche", Übererregbarkeit
enthalten in: Bananen, Emmentaler, Erbsen, Brokkoli, Bohnen, Himbeeren
=> Wenn Magnesium fehlt, kann Kalzium schlechter in die Knochen eingelagert werden, die dadurch brüchig werden.

zu wenig Kalzium: brüchige Knochen, steife und schmerzende Muskeln, Krämpfe, Kribbeln in Lippen und in Fingern und in Füßen, trockene und rissige Haut, Haarausfall, Querrillen auf den Nägeln, Vergesslichkeit, Verwirrtheit, Depressionen
enthalten in: Kuhmilch, Joghurt, Emmentaler, Gouda, grünes Gemüse, kalziumreiches Mineralwasser

zu wenig Jod: Wachstumsstörungen, Entwicklungsstörungen, Enge-Gefühl im Hals, Druck-Gefühl im Hals, Atembeschwerden, Schluckbeschwerden, zu feuchte bzw. zu trockene Haut, Antriebsschwäche, extreme Müdigkeit, Kälteempfindlichkeit, Konzentrationsstörungen
enthalten in: Seefisch, Meerestiere, Eier, Milch, jodiertes Speisesalz

zu wenig Fluorid: Kleinwüchsigkeit, gehemmtes Knochenwachstum, erhöhtes Knochenbruch-Risiko, erhöhte Kariesanfälligkeit
enthalten in: Seefisch, Getreideprodukte, Mineral- und Trinkwasser, Schwarztee, Leber und Fleisch

zu wenig Zink: Störungen des Hormon-Haushalts, Störungen der Wundheilung, trockene und schuppige Haut, entzündliche Hauterkrankungen (Akne, Ekzeme u.ä.), brüchige Nägel, dünnes Haar
enthalten in: Fleisch, Innereien, Eier, Milch, Vollkornprodukte, Hülsenfrüchte, Nüsse

zu wenig Selen: Wachstumsstörungen, Immunschwäche, Muskelschwäche, Zeugungsunfähigkeit, weiß gefleckte Fingernägel, blasse und trockene Haut, Haarausfall, Müdigkeit
enthalten in: Fleisch, Fisch, Eier, Kohl- und Zwiebelgemüse, Linsen, Spargel, Pilze

zu wenig Kupfer: Knochenbruch-Gefahr, Immunschwäche, Nervenschädigung, Kraftlosigkeit, Müdigkeit
enthalten in: Vollkornprodukte, Innereien, Schalentiere, Nüsse, Kakao, Kaffee, grünes Gemüse, Fisch, Tee

zu wenig Mangan: Menstruationsbeschwerden, trockene Haut, ergrauende Haare, Schäden an den Nägeln, Appetitlosigkeit, Gewichtsverlust
enthalten in: Gemüse (Lauch, Spinat, Zwiebeln), dunkle Beeren (Heidelbeere, Aroniabeere), Haferflocken, Quinoa, Hirse

zu wenig Chrom: erhöhtes Diabetes-Risiko, Gewichtsverlust, Koordinationsstörungen, Verwirrung
enthalten in: Fleisch, Leber, Eier, Haferflocken, Tomaten, Pilze, Salat, Kakao

zu wenig Molybdän: Bauchkrämpfe, Übelkeit, Erbrechen, Herzrasen, Atembeschwerden, Kurzatmigkeit, Nachtblindheit, Konzentrationsstörungen, Benommenheit, Reizbarkeit, Stimmungsschwankungen
enthalten in: Hülsenfrüchte (Erbsen, Linsen, Bohnen), Getreideprodukte

zu viel Fleisch: Herz/Kreislauf-Erkrankungen, Diabetes, Niereninsuffizienz, chronische Entzündungen, Darmkrebs, Arthrose, Rheuma
=> weiteres Symptom: Klimaerwärmung

zu wenig Fleisch: Kreislauf-Symptome durch Vitaminmangel und fehlende Spurenelemente, Bluthochdruck, eingeschränkte körperliche und geistige Leistungsfähigkeit, Kälteempfindlichkeit, Frieren, Kältezittern, Müdigkeit, Antriebsarmut, Benommenheit
=> Vegetarische Ernährung senkt jedoch deutlich das Risiko für Herz/ Kreislauf-Erkrankungen, Diabetes und Krebs. Die Stoffe, die im Fleisch enthalten sind, können auch durch andere Nahrungsmittel aufgenommen werden.

zu wenig Bewegung: Übergewicht, Knochenschwund, Verspannungen, Rückenschmerzen, Herz-Kreislauf-Erkrankungen, Herzerkrankungen, Schlaganfälle, Bluthochdruck, Diabetes Typ 2, einige Krebsarten, psychische Erkrankungen, Schlafstörungen
enthalten in: Wanderungen, Schwimmen, Sport

zu viel Alkohol: Kopfschmerzen, Schädigungen des Gehirns, Übergewicht, Bierbauch, Muskelerschlaffung, Impotenz, Magen-Darm-Beschwerden, Entzündungen der Magenschleimhaut, Entzündungen im Magen-Darmtrakt, Entzündungen der Bauchspeicheldrüse, Lebererkrankungen, Durchfall, Übelkeit, Erbrechen, Herzinsuffizienz, Herz-Kreislauf-Erkrankungen, Bluthochdruck, Kreislaufversagen, Schlaganfall, Atemstillstand, Krebserkrankungen, Koma; Appetitlosigkeit, Zittern, Zittern der Augenlidern, Zittern der Hände oder Finger, Gleichgewichtsstörungen, Hang zum Schwitzen; Abgeschlagenheit, Müdigkeit, Konzentrationsstörungen, schlechtere Gedächtnisleistung, Gedächtnislücken, Unzuverlässigkeit, schlechteres Urteilsvermögen, nachlassende Intelligenz, Demenz, Krankheitsgefühl, Persönlichkeitsveränderungen, Reizbarkeit, Unruhe, übertriebene Eifersucht, vielfältige Ängste, Depressionen, Selbstmordgedanken
viel enthalten in: Flaschen, Kneipen, Festen
=> Die Diagnose „psychische Störungen und Verhaltensstörungen durch Alkohol" war im Jahr 2017 der zweithäufigste Behandlungsgrund in deutschen Krankenhäusern.

Man sollte nun aber keineswegs aufgrund dieser Liste anfangen, penibel seine Nahrungsmittel zu prüfen. Solange es einem gut geht, kann die Ernährung auch nicht allzu verkehrt sein – und wenn man von vielem etwas und von nichts sehr viel isst, ist die Wahrscheinlichkeit groß, dass man alle Stoffe in ausreichendem Maße aufnimmt. Außerdem sollte man immer darauf achten, worauf man gerade wirklich Appetit hat.

Da braust es noch einmal wie ein Orkan,
ein Recke mit Übergewicht
wirft sich aufs Buffet im Größenwahn,
worauf es donnernd zerbricht.
Nur leises Verdauen dringt noch an das Ohr,
das Schlachtfeld wird nach und nach still;
unter Trümmern sieht angstvoll ein Kellner hervor,
der längst nicht mehr fliehen will.

Reinhard Mey: „Die heiße Schlacht am kalten Buffet"
(mittlere Strophe)

8. Verteilung

♏

Ein wichtiger Aspekt der Ernährung ist die Verteilung der vorhandenen Nahrungs-mittel, also die Frage wer wie viel bekommt. Das ist leider noch immer sehr ungleich. Zudem verderben – wie bereits gesagt – 20% der Lebensmittel oder werden fort-geworfen.

Die folgende Übersicht zeigt, wie der Ernährungs-Zustand der Menschen auf der gesamten Erde derzeit aussieht:

   1%   starkes Übergewicht als Todesursache
10%   starkes Übergewicht
77%   gut ernährt
10%   Unterernährung
   1%   Unterernährung als Todesursache

Die Verteilung der übergewichtigen und der unterernährten Menschen ist sehr ungleich auf die Kontinente verteilt. Nordamerika hat die mit Abstand den höchsten Anteil an Übergewichtigen – dicht gefolgt von Australien. In Afrika und Asien sind die Nahrungsmittel auch innerhalb des Kontinents sehr ungleich verteilt, sodass es dort sowohl Übergewichtige als auch Hungernde gibt.

Die Länder mit den meisten Übergewichtigen, also die USA, Ägypten, Saudi-Arabien und Irak gehören – wie nicht anders zu erwarten – zu den reichsten Ländern der Welt.

Übergewicht und Untergewicht				
Kontinent	Übergewicht		Untergewicht	
	Menschen	*Anteil*	*Menschen*	*Anteil*
Nordamerika	230.000.000	40%		
Afrika	180.000.000	15%	282000000	23%
Südamerika	100.000.000	24%		
Europa	60.000.000	8%		
Asien	60.000.000	2%	402000000	9%
Australien	1.000.000	35%		
Welt	631.000.000	10%	684000000	10%

Auch die Qualität der Nahrungsmittel ist sehr verschieden. Der Bio-Anbau verteilt sich keineswegs gleichmäßig auf alle Kontinente. Diese ungleiche Verteilung wird noch deutlicher, wenn man sie in % der Ackerbaufläche angibt

Verbreitung des Bio-Landbaus			
Kontinent	*Landwirtschaft, gesamt*	*Bio-Landbau*	
	Fläche	*Fläche*	*Anteil*
Australien	3.500.000 km^2	360.000 km^2	10,3%
Europa	5.000.000 km^2	165.000 km^2	3,3%
Südamerika	8.000.000 km^2	83.000 km^2	1,0%
Asien	18.000.000 km^2	59.000 km^2	0,3%
Nordamerika	4.500.000 km^2	36.000 km^2	0,8%
Afrika	10.000.000 km^2	20.000 km^2	0,2%
Welt	49000000 km^2	723000 km^2	1,5%

Die folgende Übersicht über die landwirtschaftliche Fläche, die einem Einwohner durchschnittlich zur Verfügung steht, zeigt deutlich, dass Australien und Südamerika Nahrungsmittel exportieren. Asien muss hingegen eine sehr intensive und ertragreiche Landwirtschaft haben, da sonst der Hunger auf diesem Kontinent noch bedeutend größer sein müsste als er ohnehin schon ist. Afrika hat zwar überdurchschnittlich viel landwirtschaftliche Fläche pro Person, aber die Erträge der Landwirtschaft sind sehr gering.

Landwirtschaftsfläche pro Person			
Kontinent	Landwirtschaftsfläche	Einwohner	Fläche/Einwohner
Asien	18.000.000 km²	4.561.000.000 Einw.	3.946 m²/Einw.
Europa	5.000.000 km²	746.000.000 Einw.	6.702 m²/Einw.
Nordamerika	4.500.000 km²	579.000.000 Einw.	7.772 m²/Einw.
Südamerika	8.000.000 km²	422.000.000 Einw.	18.957 m²/Einw.
Australien	3.500.000 km²	26.000.000 Einw.	134.615 m²/Einw.
Afrika	10.000.000 km²	1.216.000.000 Einw.	8.223 m²/Einw.
Welt	49.000.000 km²	7.550.000.000 Einw.	6.490 m²/Einw.

Auch die Verwendung der Gentechnik in der Landwirtschaft ist nicht gleichmäßig auf die Kontinente verteilt, sondern fast vollständig auf Amerika begrenzt:

Verteilung der Gentechnik in der Landwirtschaft	
Kontinent	*Anteil am weltweiten Anbau von gentechnisch veränderten Pflanzen*
Nordamerika	45,0%
Südamerika	42,0%
Asien	10,0%
Afrika	2,0%
Europa	0,5%
Australien	0,5%
Welt	100,0%

Ganz platt zusammengefaßt: Eine gleichmäßigere Verteilung der Nahrungsmittel auf der Erde würde sowohl das Übergewicht der Reichen reduzieren als auch den Hunger der Armen beenden.

ᛋᛁᚠᚷᛖᛒᚨᚾᚷᛖᚱᛋᛏᛟᚾ

Sif geban gerston

Sif, gib Gerste!

Sif ist eine germanische Erdgöttin, deren goldenes Haar als das reife Getreide angesehen worden ist.

9. Politik

Was ist das Ziel? Was will man selber erreichen? Was wollen wir als Menschheit erreichen? Einige Ziele liegen auf der Hand:

- den Hunger beenden
- das Übergewicht beenden
- gesunde Nahrungsmittel anbauen
- die Artenvielfalt erhalten

Was ist dafür notwendig?

Da 1. genügend Nahrungsmittel vorhanden sind, aber sie ungleich verteilt werden;

da 2. bekannt ist, wie man gesunde Lebensmittel anbaut ohne Chemie und Gentechnik anbaut; und

da 3. auch bekannt ist, wie der Artenschwund aufgehalten werden kann,

ist offensichtlich, dass das Erreichen der vier obengenannten Ziele vor allem eine politische Aufgabe ist. Die Möglichkeiten sind vorhanden, es ist wirtschaftlich umsetzbar – aber es wir nicht oder nur unzureichend getan.

Das Bewusstsein ist vorhanden – schließlich gibt es die Ernährungs- und Landwirtschafts-Organisation der UNO (FAO) – doch die FAO und auch die Organisationen „Brot für die Welt", „Ärzte ohne Grenzen", „Welthungerhilfe", „UNICEF", „Aktion gegen Hunger" usw. haben bisher den Hunger auf der Erde nicht beenden können. Auch das Welternährungsprogramm der UN (WFP) hat dieses Ziel bisher nicht erreichen können.

Wenn die Regierungen der wohlhabenden Staaten etwas mehr Engagement hätten, würde es deutlich schneller gehen. Doch vor einigen Tagen hat die FDP in Deutschland ganz im Gegenteil gefordert, das Entwicklungshilfe-Ministerium aufzulösen.

Offensichtlich ist der Kampf gegen den Hunger ein Ziel, das auf einer vorwiegend sozialen Einstellung beruht und nicht auf einer vorwiegend liberalen Einstellung. Die liberale Einstellung ist in diesem Fall jedoch ein wenig kurzsichtig, da der Weltfrieden u.a. auch davon abhängt, dass die Polarisierung zwischen Reichtum und Armut und dem damit zusammenhängenden Hunger nicht zu groß wird.

Ganz konkret muss dieses Problem vor allem in Afrika und in Afghanistan gelöst werden, wo die Landwirtschaft besonders stark unter dem Klimawandel leidet, sowie in Indien, Bangladesch und Indonesien, die besonders stark bevölkert sind. Die beiden sinnvollsten Ansätze sind somit das Bremsen des Klimawandels und das Bremsen der wachsenden Bevölkerungsdichte.

Ein weiterer Grund für Hungersnöte, der ebenfalls nur politisch gelöst werden kann, sind die Kriege – insbesondere die in Afrika, da die dortigen Kriege die ohnehin schon schlechte Versorgungslage mit Lebensmitteln noch deutlich verschlechtern.

Doch derzeit ist die Aufmerksamkeit der Regierungen vor allem auf den Russland/Ukraine-Kriege gerichtet, der zu allem Leid, den jeder Krieg verursacht, auch noch die Finanzmittel bindet, die zum Aufhalten der Klimaerwärmung und zum Beenden des Hungers nötig wären.

Leider werden der Hunger auf der Erde und die Klimaerwärmung aufgrund des Russland/Ukraine-Krieges kaum noch als ein dringendes Problem wahrgenommen.

Im Russland/Ukraine-Krieg sind in den ersten beiden Jahren auf beiden Seiten zusammen mindestens 300.000 Soldaten und Zivilisten getötet worden. In derselben Zeit sind mindestens 700.000 Menschen an Hunger gestorben.

Der Hunger tötet mehr Menschen als der Krieg – doch wem ist das bewusst?

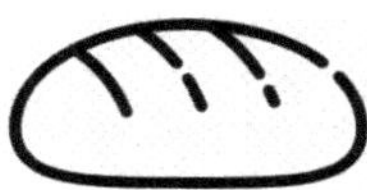

民之饑　以其上　是以饑

mín zhī jī　yǐ qí shàng shí shuì zhī duō　shì yǐ jī .

Das Volk hungert,
weil seine Herrscher sein Getreide haufenweise verschlingen.
Darum hungert es.

aus der 75. Strophe des Tao Tê King von Lao tse

10. Geschichte

vß

Hungersnöte hat es schon immer gegeben. Und den Hunger gibt es nicht nur bei den Menschen, sondern auch im Tierreich. Die schwachen und deshalb hungernden Tiere sterben als erste.

Der Hunger ist eines der Übel, das nicht erst die Menschen erfunden haben …

- Auch in der Altsteinzeit (vor 1.000.000 bis vor 12.000 Jahren) wird es immer wieder einmal vorgekommen sein, dass in den damaligen Jägersippen einige an Hunger gestorben sind, wenn die Jagd nicht erfolgreich war.

- In der Jungsteinzeit (10.000-3.250 v.Chr) wurde die Versorgung mit Nahrungsmitteln sicherer, da nun nicht mehr nach Nahrungsmitteln gesucht wurde – Jagd und Sammeln – sondern weil die Nahrung angebaut (Pflanzen) bzw. gezüchtet (Tiere) wurde.

- In der Epoche des Königtums (3250 v.Chr. – 1500 n.Chr.) wurde die Versorgung mit Nahrungsmitteln durch die Koordination der Landwirtschaft und vor allem der Bewässerung noch einmal deutlich sicherer.

- In der Epoche des Materialismus (1500-1945) wurde die Versorgung mit Nahrungsmitteln zwar durch die Verwendung von Maschinen und ab 1913 auch durch den Kunstdünger noch einmal sicherer. Doch die Verteilung war wie auch schon im Königtum sehr ungleich.

- In der Epoche der Globalisierung (ab 1945) gibt es zwar deutlich stärkere Bestrebungen zur Beendigung des Hungers in der Welt, doch sie haben bisher nur dazu geführt, dass die Zahl der Hungertoten nicht noch weiter gestiegen ist.

Es hat einige große Hungersnöte gegeben, wobei die weiter zurückliegenden Hungersnöte natürlich weniger gut bekannt sind – und auch nur in Ausnahmefällen überhaupt überliefert worden sind. Um sie einschätzen zu können, muss die Zahl der Hungertoten jeweils mit der Gesamtbevölkerungszahl auf der Erde verglichen werden.

Die Ursachen für diese Hungersnöte waren vor allem strenge Winter, Dürren, Vulkanausbrüche, die durch die Vulkanasche in der Atmosphäre eine mehrjährige Kälteperiode bewirkt haben u.ä.

Die aufgeführten Hungersnöte dauerten z.T. mehrere Jahre lang. Wenn Kriege die Ursache waren, konnten diese Hungersnöte auch mehrere Jahrzehnte dauern – wie z.B. beim 30-jährigen Krieg. Manchmal wurden diese Hungersnöte zudem von Seuchen begleitet.

Die ungleiche Verteilung der Hungersnöte liegt auch daran, dass solche Ereignisse verschieden gut überliefert worden sind.

Die %-Angaben, also der Anteil der Hungertoten, beziehen sich auf das jeweilige Land, in dem es die Hungersnot gab.

1930 v.Chr.	Ägypten		
1200 v.Chr.	Hethiter (Kleinasien)		
354 n.Chr.	Antiochia (Kleinasien)		
362 n.Chr.	Antiochia (Kleinasien)		
384 n.Chr.	Antiochia (Kleinasien)		
500 n.Chr.	Edessa (Kleinasien)		
975 n.Chr.	Frankreich		30%
1090 n.Chr.	Dänemark		
1225 n.Chr.	Thüringen		
1235 n.Chr.	London	20.000 Menschen	
1302 n.Chr.	Spanien		25%
1315 n.Chr.	Europa	5.000.000 Menschen	8%
1333 n.Chr.	China	4.000.000 Menschen	
1437 n.Chr.	Europa		
1597 n.Chr.	Ostseeraum		
1601 n.Chr.	Russland	500.000 Menschen	
1618 n.Chr.	Europa		
1630 n.Chr.	Indien		
1693 n.Chr.	Frankreich	1.500.000 Menschen	2%
1709 n.Chr.	Frankreich		

1769 n.Chr.	Bengalen (Ganges-Delta)	6.500.000 Menschen	10%
1770 n.Chr.	Osteuropa	190.000 Menschen	
1771 n.Chr.	Europa		
1816 n.Chr.	Europa		
1837 n.Chr.	Nordwestindien	800.000 Menschen	
1844 n.Chr.	Europa	1.000.000 Menschen	3%
1866 n.Chr.	Bengalen	1.500.000 Menschen	
1866 n.Chr.	Finnland	150.000 Menschen	
1867 n.Chr.	Schweden		
1874 n.Chr.	Kleinasien	150.000 Menschen	
1876 n.Chr.	Nordchina	11.000.000 Menschen	
1876 n.Chr.	Indien	10.000.000 Menschen	8%
1876 n.Chr.	Java		
1877 n.Chr.	Algerien	300.000 Menschen	
1891 n.Chr.	Russland	500.000 Menschen	
1892 n.Chr.	China	1.000.000 Menschen	
1896 n.Chr.	China	5.000.000 Menschen	
1896 n.Chr.	Indien	5.000.000 Menschen	2%
1899 n.Chr.	Indien	5.000.000 Menschen	2%
1916 n.Chr.	Deutsches Reich	800.000 Menschen	
1916 n.Chr.	Libanon	100.000 Menschen	20%
1920 n.Chr.	Nordchina	500.000 Menschen	
1921 n.Chr.	Russland	5.000.000 Menschen	5%
1928 n.Chr.	China	10.000.000 Menschen	3%
1930 n.Chr.	Russland	9.000.000 Menschen	8%
1939 n.Chr.	Europa		
1941 n.Chr.	Griechenland	250.000 Menschen	
1941 n.Chr.	Leningrad	1.100.000 Menschen	
1943 n.Chr.	Uranda/Urundi	45.000 Menschen	
1943 n.Chr.	Indien	2.500.000 Menschen	1%
1944 n.Chr.	Niederlande	22.000 Menschen	
1944 n.Chr.	Vietnam	1.000.000 Menschen	2%
1959 n.Chr.	China	30.000.000 Menschen	4%
1967 n.Chr.	Biafra/Nigeria		
1968 n.Chr.	Sahelzone	500.000 Menschen	
1973 n.Chr.	Äthiopien		
1994 n.Chr.	Nordkorea	1.200.000 Menschen	6%
1994 n.Chr.	Somalia		
1994 n.Chr.	Sudan		
2000 n.Chr.	Simbabwe		
2003 n.Chr.	Sudan		
2005 n.Chr.	Niger		

2006 n.Chr.	Äthiopien, Nordost-Kenia, Somalia, Dschibuti
2011 n.Chr.	Äthiopien
2017 n.Chr.	Ostafrika
2020 n.Chr.	Madagaskar
2023 n.Chr.	Palästina

Diese Übersicht zeigt deutlich, dass Hungersnöte ein großes Problem sind. Alleine seit 1800 sind in den großen Hungersnöten, von denen Zahlen bekannt sind, über 100 Millionen Menschen gestorben. Wenn man die kleineren Hungersnöte und die, von denen keine Zahlen bekannt sind, noch hinzuzählt, wird man vermutlich auf annähernd 150 Millionen Menschen kommen.

Allerdings sind nur in den großen Kriegen dieser Zeit bereits 190 Millionen Menschen getötet worden – rechnet man die kleineren Kriege noch hinzu, kommt man auf ca. 250 Millionen Tote. Auch die Gefahr, durch einen Mord zu sterben, ist größer als die Gefahr, durch Hunger zu sterben: Weltweit werden pro Jahr ca. 470.000 Menschen ermordet – weltweit sterben pro Jahr 370.000 Menschen an Hunger.

Offensichtlich ist der Mensch eine größere Gefahr für den Menschen als sogar der Hunger …

Die großen Hungersnöte sind zwar in den letzten 30 Jahren ausgeblieben, aber man kann sie für die Zukunft keineswegs ausschließen. Es gibt allerdings inzwischen – zumindest in den reichen Ländern – auch eine deutlich bessere Vorratshaltung an Nahrungsmitteln als früher.

सोमानं स्वरणं कृणुहि ब्रह्मणस्पते | कक्षीवन्तं य औशिजः
यो रेवान्यो अमीवहा वसुवित्पुष्टिवर्धनः | स नः सिषक्तु यस्तुरः
मा नः शंसो अरुरुषो धूर्तिः प्रणङ्मर्त्यस्य | रक्षा णो ब्रह्मणस्पते
स घा वीरो न रिष्यति यमिन्द्रो ब्रह्मणस्पतिः | सोमो हिनोति मर्त्यम्

somānaṃ svaraṇam kṛṇuhi brahmaṇas pate | kakṣīvantaṃ ya auśijaḥ
yo revān yo amīvahā vasuvit puṣṭivardhanaḥ | sa naḥ siṣaktu yas turaḥ
mā naḥ śaṃso araruṣo dhūrtiḥ praṇaṅ martyasya | rakṣā ṇo brahmaṇas pate
sa ghā vīro na riṣyati yam indro brahmaṇas patiḥ | somo hinoti martyam

*Mach, Brahmanaspati, den Somapressenden, Lautsingenden | zu einem zweiten
Kaksivat, dem Sohn der Usij.
Du, der Reiche, der Krankheitsvertreiber, der Schätzefinder, der Wohlstandmehrer |
sei mit uns, Du Überlegener.
Nicht soll uns das harte Wort eines Geizigen, noch die Tücke eines Sterblichen
treffen. | Schütze uns davor, Brahmanaspati!
Der Mann kommt wahrlich nicht zu Schaden, der Sterbliche, der Indra,
Brahmanaspati, |
und Soma anbetet.*

Zeile 1-4 des 18. Liedes des 1. Liederkreises des Rig Veda

11. Solidarität

Das Element, das sowohl Kriege verhindern als auch den Hunger beenden kann, ist die Solidarität der Menschen miteinander. Damit ist jedoch nicht wie in den meisten politischen Zusammenhängen, in denen das Wort „Solidarität" wird, ein Zusammenhalten mit jemanden gegen einen anderen, sondern ein globales Zusammenhalten aller Menschen gemeint. Diese „globale Solidarität" entspricht dem, was man auch die „Menschheits-Familie" nennen könnte.

Das ist zwar letztlich ganz schlicht eine Einsicht in die Notwendigkeit des gemeinsamen Handelns aller Menschen, aber solange diese Einsicht nicht auch zu einem politischen Handeln wird, wird es nur wenig Wirkung haben. Angesichts der Tatsache, daß mehr Menschen durch Kriege und Morde als durch Hunger und Hungersnöte sterben, ist es zwar immer noch sinnvoll, alle denkbaren Maßnahmen gegen den Hunger zu ergreifen, doch da der Hunger teilweise auch durch die Kriege verursacht wird, sollte man das Beenden des Hungers möglichst zusammen mit dem Beenden der Kriege denken. Dies ist auch schon deshalb naheliegend, weil für beide menschengemachten Übel die globale Solidarität die Lösung ist.

Die Möglichkeit der Lösung des Problems durch Solidarität zeigt sich auch schon daran, dass es genügend Nahrungsmittel für alle gibt – es verderben lediglich zu viele oder werden fortgeworfen … und ein Teil der Menschheit isst schlichtweg viel zu viel.

An dieser Einsicht führt kein Weg vorbei, wenn man den Hunger und die Kriege beenden will: Es ist eine globale Kooperation notwendig, eine globale Solidarität.

Der Ausbau der Bio-Landwirtschaft ist notwendig, um Allen gesunden Nahrungsmittel zur Verfügung stellen zu können. Doch angesichts von Krieg und Hunger ist dies zweitrangig – was jedoch keineswegs bedeutet, dass man den Bio-Landbau vernachlässigen könnte.

Dasselbe gilt für neue Methoden und Techniken der Weiterverarbeitung von Nahrungsmitteln wie die Wasserverwirbelung, das Kristallwasser (Heilstein-Wasser), das schonende Zubereiten von Speisen, den vermehrten Verzehr von Obst und Gemüse usw.

Es wäre sinnvoll, einmal zu untersuchen, wo genau Nahrungsmittel verderben oder fortgeworfen werden oder wo einfach zu viel gegessen wird. Möglicherweise ließe sich durch die Behebung dieses Problems die Menge an zur Verfügung stehenden Lebensmitteln so sehr vergrößern, dass dann genug Nahrungsmittel für alle zur Verfügung stehen würden. Immerhin sind es 20% aller Nahrungsmittel, die niemals gegessen werden, sondern auf die eine oder andere Weise verderben.

Allerdings kann es natürlich sein, dass diese Lebensmittel nicht mehr weit transportiert werden können. Trotzdem sollte es doch bei ausreichend gutem Willen möglich sein, zumindest einen Teil dieser Nahrungsmittel, die ansonsten verderben, zu retten und in Hungergebiete zu transportieren.

Ein häufiges Streitthema ist die Subventionierung der Landwirtschaft. Durch sie bleibt die Landwirtschaft mit den Importprodukten konkurrenzfähig.

Wenn man sich ansieht, dass ein Bauer in der BRD an sechs Tagen insgesamt nur 50 Stunden arbeiten darf – was oft überschritten wird – und wenn man bedenkt, dass die Landwirtschaft unsere Lebensgrundlage ist, dann sollten Nahrungsmittel generell teurer sein, damit die Bauern sich nicht buchstäblich krank arbeiten.

Subventionen sind eine Alternativ-Strategie, die in manchen Ländern die Landwirtschaft am Leben erhält und zugleich die Lebensmittel-Preise niedrig hält.

Hier ist ein großräumiges Umdenken notwendig, da letztlich mehr Menschen in der Landwirtschaft arbeiten müssten, damit auch die Bauern auf eine 40-Stunden-Woche kommen und damit die Landwirtschaft weitestgehend auf den noch arbeitsintensiveren Bio-Anbau umgestellt werden kann.

Doch wenn die Nahrungsmittel teurer werden, müssten andere Produkte gleichzeitig billiger werden. Einen Teil dieser Kostenersparnisse könnte durch das Herstellen von langlebigen Produkten erreicht werden.

Auch das ganz schlichte „weniger essen", das in den Wohlstands-Ländern sehr vielen gut tun würde, kann die Gesamt-Ausgaben für die Nahrungsmittel auch bei steigenden Nahrungsmittel-Kosten konstant halten.

Hier wird offensichtlich ein Gesamtkonzept gebraucht; das die folgenden Ziele hat:

-   das Vermeiden des Verderbens von 20% der Lebensmittel

-   das Verteilen von Nahrungsmittel an die Hungernden

-   das Fördern der Landwirtschaft in den Hungergebieten

-   das Bremsen der Bevölkerungsexplosion, die nur noch in Afrika und Indien anhält, und anschließend ein weltweiter Rückgang der Bevölkerungszahl

-   die Reduzierung der Arbeitszeit der Bauern auf ein Normalmaß

-   die Förderung des Bio-Landbaus

-   die Förderung einer gesünderen Ernährung

-   die Erforschung und Anwendung neuer Verarbeitungs-Methoden für Lebensmittel, die sie gesünder und haltbarer machen

-   und last but not least: die Beendung der Kriege

Das ist zugegebenermaßen alles andere als eine kleine Aufgabe, aber immerhin haben alle diese Ziele einen gemeinsamen Ansatz: die globale Solidarität.

Wir müssen zu einer Menschheits-Familie werden – anders lassen sich diese Probleme nicht lösen.

- - -

In früheren Zeiten hat man in solchen Situationen den Korngott oder die Erd- und Korngöttin um Hilfe angerufen. Da sie für die Nahrung sorgten, waren sie zwei der wichtigsten Gottheiten.

Der Korngott hieß in Ägypten Osiris, in Sumer Tammuz, in Babylon Dumuzi, in Kleinasien Kumarbi, in Nordmesopotamien Attis, in China Hou Chi, bei den Mayas

Hunahpu und bei den Azteken Cinteotl.

Die Erd- und Korngöttin hieß in Griechenland als Muttergöttin/Korngöttin Demeter, als Jenseitsgöttin/Korngöttin Persephone, als Erdgöttin/Korngöttin Gaia und als reine Korngöttin Ceres, bei den Slawen hieß sie Ceroklis oder Siva, bei den Germanen Sif, bei den Chinesen Chiang Yiian, bei den Indern Lakshmi und in Kleinasien Kybele.

Diese Gottheiten des Dinkels, der Gerste, des Roggen, des Weizen, des Mais, des Reis und der Hirse wurden oft um Hilfe angerufen. Sie waren die Ernährer der Menschen.

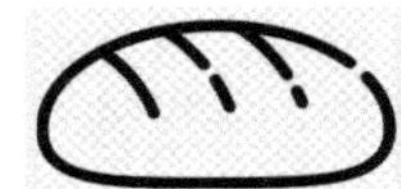

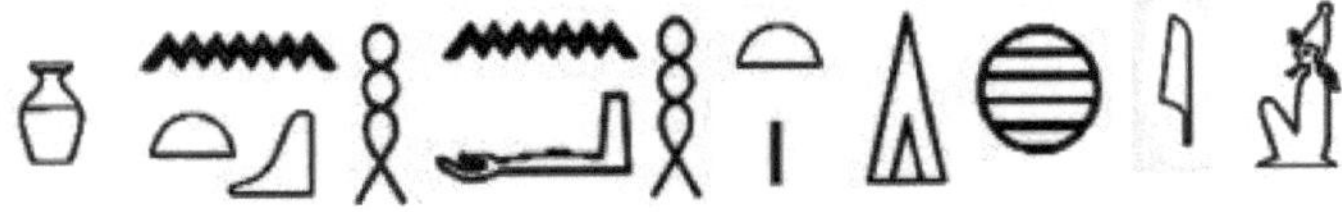

ausar iḥ di te hena henqet

Osiris, bitte gibt Brot und Bier!

eine häufige Inschrift auf altägyptischen Grabstelen,
die die Toten im Jenseits mit Nahrung versorgen sollte

12. Umwelt

H

Zu der Ernährung gehört neben Nahrung, Wasser, Luft und Licht auch noch die Umwelt. Es genügt nicht, genügend zu essen zu haben, wir brauchen auch eine Wohnung, eine menschliche Arbeit und vor allem eine Erde, auf der das Leben ein Genuss ist.

Schließlich will niemand in einer dystopischen Szenerie leben, in einer post-apokalyptischen Erd-Ruine, in der es kaum noch Pflanzen und Tiere gibt, in der die Erde durch den ungehinderten CO_2-Ausstoß weitgehend zu einer Wüste geworden ist.

Es ist nicht nur notwendig, dass wir uns um das Beenden der Kriege und des Hungers kümmern – wir müssen uns auch um die Erhaltung der Erde, um das Verhindern einer „humanoiden Monokultur" durch eine weitere Bevölkerungsexplosion kümmern, und um das Abschaffen der atomaren, biologischen und chemischen Bedrohung, der krassen Ungleichheit des Wohlstands …

Die gesunde Ernährung ist ein kleiner Baustein in einer viel umfassenderen Aufgabe: Wir müssen als Menschheit aus unserem pubertären Verhalten der letzten 500 Jahre herauswachsen und uns endlich wie Erwachsene verhalten und die Menschheit als unsere Familie ansehen …

Wir müssen zu „Eltern der Erde" werden.

Eine Dame träumt lächelnd vom Heldentod,
gebettet in Kaviar und Sekt,
derweil sie, was übrigzubleiben droht,
blitzschnell in die Handtasche steckt.

Das war die Schlacht am kalten Buffet,
von fern tönt das Rückzugsignal.
Viel Feind, viel Ehr und viel Frikassee,
na denn: "Prost", bis zum nächsten Mal, hurra!
Na denn: "Prost", bis zum nächsten Mal!

Das war die Schlacht am kalten Buffet
und von dem vereinnahmten Geld
geh'n zehn Prozent – welch noble Idee! –
als Spende an "Brot für die Welt", hurra!
Als Spende an "Brot für die Welt" ...

Reinhard Mey: „Die heiße Schlacht am kalten Büffet" (Ende)

Bücher von Harry Eilenstein

Magie für Anfänger
- Telepathie für Anfänger (60 S.)
- Telepathie für Fortgeschrittene (52 S.)
- Telekinese für Anfänger (52 S.)
- Analogien für Anfänger (56 S.)
- Omen und Orakel für Anfänger (52 S.)
- Lebenskraft für Anfänger (60 S.)
- Meditation für Anfänger (56 S.)
- Kundalini für Anfänger (100 S.)
- Hypnose für Anfänger (56 S.)
- Kampfmagie für Anfänger (172 S.)
- Auto-Movement für Anfänger (56 S.)
- Chakra-Magie für Anfänger (148 S.)
- Astralreisen für Anfänger (56 S.)
- Astrologie für Anfänger (120 S.)
- Astrologische Quadrate für Fortgeschrittene (72 S.)
- Partnerhoroskope für Anfänger (100 S.)
- Silberschnüre für Anfänger (52 S.)
- Zaubersprüche für Anfänger (60 S.)
- Ritual-Magie für Anfänger (56 S.)
- Mandalas für Anfänger (68 S.)
- Geldzauber für Anfänger (56 S.)
- Liebeszauber für Anfänger (52 S.)
- Invokationen für Anfänger (52 S.)
- Evokationen für Anfänger (60 S.)
- Geister für Anfänger (52 S.)
- Elfen für Anfänger (56 S.)
- Magie-Forschung für Anfänger (140 S.)
- Magie-Romantik für Anfänger (60 S.)
- Selbsterkenntnis für Anfänger (52 S.)
- Einweihungen für Anfänger (60 S.)
- Drogen-Kabbala für Anfänger (216 S.)
- Zahlensymbolik für Anfänger (60 S.)
- Die Sprache des Mondes – für Anfänger (116 S.)
- Zaubergesänge für Anfänger (100 S.)
- Zukunftschau für Anfänger (60 S.)
- Schamanismus für Anfänger (52 S.)
- Schwitzhütten für Anfänger (52 S.)
- Magische Gegenstände für Anfänger (68 S.)
- Übertragungen für Anfänger (68 S.)
- Zaubertränke für Anfänger (64 S.)
- Magie-Gesten für Anfänger (252 S.)
- Da'ath-Magie für Anfänger (64 S.)
- Magie-Heilungen für Anfänger (68 S.)
- Kornkreise für Anfänger (348 S.)
- Feng Shui für Anfänger (96 S.)
- Tao für Anfänger (112 S.)
- Magie für Anfänger – Sammelband   I (696 S.)
- Magie für Anfänger – Sammelband   II (664 S.)
- Magie für Anfänger – Sammelband III (580 S.)
- Magie für Anfänger – Sammelband IV (700 S.)
- Magie für Anfänger – Sammelband   V (676 S.)
- Magie für Anfänger – Sammelband VI (640 S.)

Magie
- Handbuch für Zauberlehrlinge (408 S.)
- Wie man das Pentagramm-Ritual zum Leben erweckt (308 S.)
- Tarot (104 S.)
- Physik und Magie (184 S.)
- Die Synthese von Physik und Magie (200S.)
- Die Magie-Formel (156 S.)
- Schwarze Löcher in der Magie (56 S.)
- Krafttiere – Tiergöttinnen – Tiertänze (112 S.)
- Schwitzhütten (524 S.)
- Mythen und Magie der Harfe (116 S.)
- Drei Adeptus Major Rituale (192 S.)
- Drei Adeptus Exemptus Rituale (120 S.)
- Zwei Infans Abyssi Rituale (128 S.)

Traumreisen
- Traumreisen zu Heilpflanzen (700 S.)
- Traumreisen zum kabbalistischen Lebensbaum (132 S.)

Meditation
- Der Lebenskraftkörper (230 S.)
- Die Chakren (100 S.)
- Das Chakren-System mit den Nebenchakren (296 S.)
- Organe und Chakren (64 S.)
- Die platonischen Körper in den Chakren (156 S.)
- Meditation (140 S.)
- Drachenfeuer (124 S.)
- Kundalini I (676 S.)
- Kundalini II (672 S.)
- Reinkarnation (156 S.)
- einsgerichtet (140 S.)

Astrologie
- Astrologie (496 S.)
- Photo-Astrologie (428 S.)
- Die astrologischen Aspekte (88 S.)
- Horoskop und Seele (120 S.)

Kabbala
- Kursus der praktischen Kabbala (150 S.)
- Eltern der Erde (450 S.)
- Blüten des Lebensbaumes:
    1. Die Struktur des kabbalistischen Lebensbaumes (370 S.)
    2. Der kabbalistische Lebensbaum als Forschungshilfsmittel (580 S.)
    3. Der kabbalistische Lebensbaum als spirituelle Landkarte (520 S.)
- Logik und Wirkung der Analogie (700 S.)

Eilenstein, Frater V.D., Knecht, Büdenbender
- Magie heute – Berichte aus der Praxis (288 S.)

Büdenbender, Eilenstein
- Chaos, Alk und Magic (436 S.)

<u>**Religion allgemein**</u>
- Die sieben Schritte des Lebens (428 S.)
- Muttergöttin und Schamanen (168 S.)
- Totempfähle (440 S.)
- Der Urriese (168 S.)

<u>**Jungsteinzeit**</u>
- Göbekli Tepe (472 S.)
- Die Göttin von Göbekli Tepe (144 S.)
- Die Rituale von Göbekli Tepe (112 S.)

<u>**Ägypten**</u>
- Hathor und Re 1: Götter und Mythen im
  im Alten Ägypten (432 S.)
- Hathor und Re 2: Die altägyptische Religion
  – Ursprünge, Kult und Magie (396 S.)
- Isis (508 S.)
- Ma'at (200 S.)

<u>**Indogermanen**</u>
- Die Entwicklung der indogermanischen
  Religionen (700 S.)
- Wurzeln und Zweige der indogermanischen
  Religion (224 S.)

<u>**Christentum**</u>
- Christus (60 S.)
- Die Biographie des Teufels (144 S.)
- Die Magie der Propheten Elias und Elisa (96 S.)

<u>**Psychologie**</u>
- Über die Freude (100 S.)
- Das Geheimnis des inneren Friedens (252 S.)
- Das Beziehungsmandala (52 S.)
- Gefühle und ihre Verwandlungen (404 S.)
- einsgerichtet (140 S.)
- Liebe und Eigenständigkeit (216 S.)
- Von innerer Fülle zu äußerem Gedeihen (52 S.)
- Kreative Hochzeits-Rituale (56 S.)

<u>**Heilung**</u>
- Die Symbolik der Krankheiten (76 S.)

<u>**Kunst**</u>
- Herz des Tanzes – Tanz des Herzens (160 S.)
- Die Wurzeln der Kunst (60 S.)
- Wege zur Musik-Improvisation (32 S.)

<u>**Drama**</u>
- König Athelstan (104 S.)

<u>**Roman**</u>
- Maran der Schamane (548 S.)
- Maran der Zauberlehrling (676 S.)
- Maran der Harfner (700 S.)
- Maran der Krieger (700 S.)
- Maran der Magier (900 S.)
- Maran der Weise (900 S.)

<u>**Entwürfe für die Zukunft**</u>
1. Die 12 Stile des Tierkreises (164 S.)
2. Die 12 Gedanken zur Energie (108 S.)
3. Die 12 Phänomene der Schwingungen (60 S.)
4. Die 12 Qualitäten des Wassers (92 S.)
5. Die 12 Fundamente des Wohnens (96 S.)
6. Die 12 Grundprinzipien einer umfassenden
   Gesundheit (32 S.)
7. Die 12 Zonen des menschlichen Körpers (80 S.)
8. Die 12 Zutaten der Ernährung (60 S.)
9. Die 12 Flüge der Bienen (148 S.)
10. Die 12 Sichtweisen auf Genußmittel und Drogen (96 S.)
11. Die 12 Möglichkeiten der ganzheitlichen Medizin (92 S.)
12. Die 12 Ansichten über das Impfen (36 S.)
13. Die 12 Leitlinien der Erziehung (44 S.)
14. Die 12 Richtungen des Denkens (84 S.)
15. Die 12 Arten des Lernens (56 S.)
16. Die 12 Seiten einer umfassenden Bildung (36 S.)
17. Die 12 Ansätze zu effektivem Handeln (76 S.)
18. Die 12 Konzepte der Arbeit (48 S.)
19. Die 12 Arten der neuen Technologien (36 S.)
20. Die 12 Betrachtungsweisen der künstlichen
    Intelligenz (48 S.)
21. Die 12 Eigenheiten des Geldes (40 S.)
22. Die 12 Funktionen der Steuern (56 S.)
23. Die 12 Betrachtungsweisen der Sozialberufe (60 S.)
24. Die 12 Strategien der Macht (64 S.)
25. Die 12 Anforderungen an ein neues Wertesystem (48 S.)
26. Die 12 Bausteine einer neuen Gesellschaftsform (52 S.)
27. Die 12 Tore zur Sophikratie (80 S.)
28. Die 12 Pfade zum Frieden (48 S.)
29. Die 12 Säulen des Naturrechts (56 S.)
30. Die 12 Grundlagen der Beziehungen (52 S.)
31. Die 12 Spielfelder des Fußballs (108 S.)
32. Die 12 Wege der Kunst (60 S.)
33. Die 12 Wurzeln eines erfüllten Lebens (44 S.)
34. Die 12 Bereiche des Bewußtseins (56 S.)
35. Die 12 Tempel der Religionen (84 S.)
36. Die 12 Aspekte eines einheitlichen
    spirituell-physikalischen Weltbildes (72 S.)
37. Die 12 Dynamiken der Verwandlung (44 S.)
- Sammelband 1 „Natur" (492 S.)
- Sammelband 2 „Gesundheit" (512 S.)
- Sammelband 3 „Bildung" (524 S.)
- Sammelband 4 „Gesellschaft" (416 S.)
- Sammelband 5 „Psyche" (380 S.)

die „Anfänger"-Reihe
- The Synthesis of Physics and Magic (192 p.)
- Telepathy for Beginners (60 p.)
- Telepathy for Advanced Learners (52 p.)
- Telekinesis for Beginners (56 p.)
- Life Force for Beginners (76 p.)
- Kundalini for Beginners (104 p.)
- Astral Projection for Beginners (60 p.)
- Meditation for Beginners (60 p.)
- Prophecy for Beginners (60 p.)
- Ritual Magic for Beginners (64 p.)
- Magic Chant for Beginners (108 p.)
- Invocations for Beginners (52 p.)
- Evocations for Beginners (62 p.)
- Auto-Movement for Beginners (60 p.)
- Elves for Beginners (56 p.)
- Hypnosis for Beginners (56 p.)
- Love Magic for Beginners (52 p.)
- Money Magic for Beginners (60 p.)
- Magic Objects for Beginners (64 p.)
- Shamanism for Beginners (52 p.)
- Chakra-Magic for Beginners (148 p.)
- Language of the Moon – for Beginners (128 p.)
- Self Knowledge for Beginners (60 p.)
- Da'ath-Magic for Beginners (64 p.)
- Astrology for Beginners (112 p.)
- Number Symbolism for Beginners (64 p.)
- Mandalas for Beginners (76 p.)
- Crop Circles for Beginners (344 p.)
- Feng Shui for Beginners (96 p.)
- Magic Research for Beginners (140 p.)
- Magic for Beginners – Anthology I (636 p.)
- Magic for Beginners – Anthology II (616 p.)
- Magic for Beginners – Anthology III (684 p.)
- Magic for Beginners – Anthology IV (580 p.)

Eilenstein, Frater V.D., Knecht, Büdenbender
- Living Magic (261 S.) (= „Magie heute")

sonstige englische Ausgaben
- The Biography of the Devil (140 S.)
- The Synthesis of Physics and Magic (192 S.)
- The Chakra-System with the Minor Chakras (304 S.)